Anna Di Natale

La Lettura dell'Aura

con il Metodo Lecopea

Lettura Corpo Psiche Emozioni Aura

La lettura di questo libro non sostituisce i corsi di formazione. In quanto, per acquisire l'esperienza e le informazioni necessarie per praticare il Metodo descritto in questo libro, è necessario seguire un percorso formativo guidato dagli insegnanti competenti.

Per informazioni: www.letturadellaura.it

Le indicazioni riportate nelle pagine di questo libro non costituiscono e non sostituiscono alcuna terapia medica.

Immagine di copertina: creazione di Anna Di Natale

INDICE

Lo sguardo delicato

"Lo sguardo di chi percepisce l'Aura deve entrare nella dimensione
della delicatezza.
Come una mano che sfiora i petali di un piccolo fiore.
Come una madre che accarezza il suo bambino.
Come una piuma che volteggia leggera nell'aria.
Come due mani che sostengono un cuore in frantumi.
Come la luce del mattino che ridipinge le forme ogni giorno.
Come il tocco di un angelo."

Introduzione

"L'Aura è un Libro Parlante, è un Libro Illustrato, è un Libro Sonoro, è un Libro Danzante. L'Aura è un Libro fatto di Simboli che raccontano una Storia."

Quando le persone dialogano tra di loro accade qualcosa di più sottile, spesso inosservato. Si tratta di una comunicazione non verbale e veritiera. Avviene uno scambio di stimoli energetici che, attraverso la visione sottile, appare come un insieme di moti di energia, delle fluttuazioni tra le persone in questione, che determinano un effetto sull'aura di ognuno. Infatti, l'aura è un libro parlante aperto e dinamico.

L'anima percorre un cammino spirituale attraverso i corpi. Ogni persona nasce con caratteristiche innate che poi si dispiegano nel corso della vita. Nelle diverse fasi dell'incarnazione, l'anima si accorda con le energie spirituali e, a mano a mano che si forma il corpo, porta con sé tutte quelle informazioni che daranno una direzione alla sua vita. Nel momento in cui una persona cade nella dimenticanza di quali erano gli accordi iniziali e devia nel suo cammino, si svilupperanno degli squilibri, a volte sotto forma di malattie che hanno lo scopo di ricordare e di ricondurre a riaccordarsi. L'aura è un Campo Energetico che contiene la storia di quell'anima, in questa e nelle altre vite.

Con il Metodo Lecopea utilizziamo tutti i sensi, fisici e interiori, per percepire questo campo energetico nella sua profondità, mantenendo una visione d'insieme, dove tutto ciò che si vive sui diversi piani: fisico, emotivo, mentale e spirituale, rimane collegato e assume un significato che va oltre a ciò che appare. Percepire l'aura consente di rilevare alcuni di questi squilibri, ma anche di individuare quali sono le qualità dell'anima, partendo da una percezione puramente energetica. Quando si accompagna chi riceve la lettura a portare l'attenzione della sua coscienza su quei punti importanti che la riguardano, quindi a osservarli con distacco, l'aura, che è sempre dinamica, assume un movimento di elaborazione, attraverso un riequilibrio o attraverso un'espansione. Questo risultato sarà più o meno grande in base a quanto la persona stessa riesce ad avere delle comprensioni interiori. Le vibrazioni che attraversano l'aura si traducono in parole, per raccontare una storia, il loro linguaggio si esprime in colori, forme, suoni, sensazioni. Il significato di questo linguaggio lo si ha con l'interpretazione intuitiva.

I benefici che si possono avere quando si ricorre a un operatore che ci legge l'aura, con il Metodo Lecopea, sono quelli di avere una maggiore chiarezza e quindi sicurezza nell'affrontare le proprie scelte, di avere una maggiore comprensione delle cause che ci hanno portato a sviluppare degli squilibri, di prendere coscienza di alcuni nostri talenti per esprimere sempre di più la nostra anima.

Il Metodo Lecopea non è una tecnica, ma un approccio che scaturisce da una visione. Entrambi, Roberto ed io, abbiamo avuto esperienze di sensitività spontanee forti che, quando eravamo molto giovani abbiamo vissuto con disagio perché non comprendevamo, non eravamo compresi e quindi non siamo stati sostenuti. Dopo il nostro incontro, ci siamo stimolati a risvegliare quelle parti di noi più sensibili, amplificando ciò che già faceva parte di noi e potendo condividere finalmente e liberamente le nostre visioni e le nostre percezioni di mondi invisibili. La via della meditazione e i percorsi di conoscenza di sé ci hanno aiutati ad avere maggiore coscienza delle nostre percezioni e soprattutto a radicarle in un mondo che era tutt'altro. Ad un certo punto del nostro percorso abbiamo sentito l'esigenza di rendere utile anche ad altre persone quello che ci accadeva. Per qualche anno, dopo diverse sperimentazioni, abbiamo elaborato una struttura che potesse essere una seduta d'aiuto alle persone, basata sulla percezione del campo energetico dell'aura e sulla telepatia e abbiamo praticato diverse migliaia di questi incontri. Questo tipo di seduta, pur avendo assunto una sua identità, mantiene un certo dinamismo, sia per il fatto che può avere diverse chiavi di comprensione, sia per il fatto che viene continuamente migliorata dall'integrazione di nuovi strumenti. Il passaggio successivo è stato quello di rendere condivisibile tutta questa nostra esperienza e lo abbiamo fatto, ideando e proponendo un percorso formativo, ma anche di sensibilizzazione alla percezione sottile e ad una nuova concezione di sensitività. Ed è così che è nata la Scuola di Lettura dell'Aura. In seguito, per distinguere questo nostro modo di vivere la sensitività e la pratica della Lettura dell'Aura da altri modi già conosciuti, gli abbiamo dato il nome Metodo Lecopea. Lecopea è una sigla che significa Lettura Corpo Psiche Emozioni Aura e che in sintesi racchiude quelle che sono le caratteristiche principali del nostro lavoro. Queste ed altre caratteristiche del Metodo verranno approfondite nei prossimi capitoli di questo testo.

Quando si parla di aura si pensa subito e solo ai colori, che sono sicuramente importanti e rappresentano una visione affascinante, ma essa è molto di più di questo. Ci sono i colori di base, che costituiscono le caratteristiche spirituali di una persona e i colori che l'attraversano in ogni momento in base ai pensieri e alle emozioni che essa vive. Ci sono delle forme, che in base alle loro qualità possono fornire informazioni di diverso tipo. Ci sono le vibrazioni delle persone con cui intercorrono relazioni importanti. Ci sono le connessioni ad altri mondi e alle altre vite. L'aura è dunque un pianeta assolutamente dinamico ed infinito.

Una cosa interessante è che molte persone arrivano a partecipare ai corsi della Scuola di Lettura dell'Aura e non sanno di essere già sensitive, pensano di dover imparare a percepire l'aura. Mi rendo conto che non tutti hanno la visione dell'aura, questa è la parte più difficile, perché si è abituati ad utilizzare la vista in un modo che non permette di vedere il sottile, ma solo di cogliere immagini superficiali, già conosciute, frettolosamente e con uno sguardo invasivo anziché accogliente. Quest'ultimo è il modo in cui nella normalità viene utilizzata la vista e che rispecchia la coscienza, in generale, di questi tempi. Dopo che gli allievi si rendono conto che sono già in grado di percepire, ognuno con le sue qualità personali, il lavoro più sostanzioso è quello di imparare ad assumere un atteggiamento interiore più distaccato e neutrale possibile, per non inquinare la lettura con le proprie proiezioni e interpretazioni mentali, rimanendo nella pura percezione e collegando le informazioni tra loro solo intuitivamente. L'idea è quella di indossare occhi nuovi ad ogni lettura e di praticarla come se fosse la prima volta, anche se si è lettori molto esperti.

"Le grandi onde dell'illimitatezza si sono infrante sui muri che facevano dello spazio un contenitore, vaporizzandoli. Non si può contenere ciò che è illimitato."

Il messaggio che voglio trasmettere è soprattutto quello di considerare la sensitività come una tecnologia insita nell'essere umano per fare un'esperienza espansa, da non confondere con il percorso spirituale, ma molto utile per attraversarlo. Anche se, apparentemente, utilizziamo una terminologia comune e che può far confondere questo metodo con tanti altri, confidiamo sul fatto che chi si avvicina guardi e legga attentamente tutto questo, per coglierne l'aspetto innovativo e profondo, i cui tratti sono ampiamente descritti di seguito.

Non essendo esseri frammentati o separati da tutto ciò che viviamo, concepiamo la sensitività come qualcosa di assolutamente integrato nel quotidiano, essa non rappresenta un mondo magico vissuto a parte e dove fuggire nei momenti di scontento rispetto a quello che abbiamo davanti nella nostra vita. Non ci interessano gli effetti speciali fine a sé stessi, in quanto entreremmo nel mondo dell'intrattenimento e dell'effimero, ma senza risultati per la nostra coscienza. Essendo la sensitività l'utilizzo dei canali percettivi, a disposizione di tutti gli esseri umani, non caratterizza l'elezione di esseri speciali e con capacità uniche. Essa è presente in ognuno, a volte più sotto forma potenziale, altre in maniera più manifesta ed espressa, ma sempre con la possibilità di essere affinata e di essere intesa in base alla coscienza di ognuno. Inoltre, il Lettore dell'Aura, con questo metodo, non rappresenta l'oracolo, ossia colui che ci dirà cosa fare e che ci fornirà tutte le risposte di cui abbiamo bisogno o che farà preveggenza. Basandomi sul mio percorso e sulla mia esperienza, non posso concepire che un operatore si possa sostituire a un lavoro di consapevolezza e di presa di coscienza che ognuno farà individualmente. Quello che può fare l'operatore è di fungere da facilitatore, accompagnando e fornendo semplicemente stimoli al suo assistito, affinché quest'ultimo possa essere facilitato ad avere maggiore chiarezza di sé stesso. Il Lettore dell'Aura non deve essere neanche l'indovino, ossia colui che viene sfidato a indovinare le cose della gente.

Rispetto a come viene svolto il lavoro con le energie, già da diverse centinaia di anni, un altro aspetto innovativo di questo metodo è quello di considerare l'aura come uno schermo neutro, dove può essere proiettata qualsiasi cosa, escludendo così il fatto che l'energia sia divisa in positiva e negativa. Anziché imparare mille tecniche di protezione per barricarci nel nostro mondo, impariamo a riconoscere i movimenti dell'energia, facciamo continuamente esercizio di auto-osservazione per comprendere il nostro funzionamento e quello dei meccanismi che entrano in gioco nella nostra vita. Se saremo più presenti a noi stessi avremo più possibilità di meglio gestire la nostra energia, prendendocene cura. Questo vuol dire che anziché temere pericolose entità negative che continuamente si possono appiccicare sulla nostra aura rovinandoci la vita, ci possiamo invece impegnare e disciplinare a svolgere un costante allenamento della nostra coscienza per destreggiarci di fronte a ciò che ci appare avverso, tenendo inoltre presente che, per una questione di risonanza attiriamo e respingiamo energie. Nel lavoro su di sé, infatti si tende a far emergere ciò che alberga nell'inconscio, che non è inerte, ma è funzionale. Si tratta di prendere contatto con le nostre ombre per portarle alla luce e in questo modo trasformarle e modificarne le risonanze.

Quando si parla di pulizia dell'aura intendiamo un'igiene, come si può intendere il fatto di lavare tossine dal corpo, ma non di certo per dare responsabilità all'esterno della nostra esigenza di pulizia.

Con questo metodo ci vogliamo rivolgere a persone adulte che si responsabilizzano di fronte a ciò che accade, senza colpevolizzare sempre l'esterno. Esiste una linea continua e diretta tra l'interno e l'esterno, ma non una linea di demarcazione che ci fa spesso sentire attaccati da altri o da qualcos'altro al di fuori di noi. Del resto, siamo abituati a definire sempre noi e gli altri, come se parlassimo di reali mondi separati, mentre dovremmo considerare sempre tutto dalla nostra prospettiva.

La magia accade quando abbiamo una comprensione interiore profonda e apportiamo un correttivo spirituale importante nella nostra vita, allora una parte della nostra aura si espande o comunque torna all'equilibrio.

Invito i lettori a leggere questo libro per coglierne l'essenza e non per apprendere delle tecniche per imparare a leggere l'aura, perché, come scoprirete da soli, la percezione è strettamente collegata alla coscienza. Infatti, la pratica della lettura dell'aura prevede un percorso, per assottigliare tutte quelle strutture mentali che offuscano la vista. Inoltre, per entrare in un nuovo sistema in maniera efficace, è necessario incontrarne l'anima, affinché esso ci possa condurre a riconoscere noi stessi come anime, altrimenti rimarremmo solo sull'uscio di una porta a guardare qualcosa che non conosciamo e a scorgerne vagamente i tratti senza comprendere nulla.

Le diverse tematiche che approfondisco nei capitoli di questo libro non vanno intese come argomenti di divagazione, ma hanno lo scopo preciso di delineare i principi cardine su cui si basa il Metodo Lecopea e che scaturiscono dalla Visione Madre di tutto questo. Infatti, nel presente testo, la tecnica è sottile e si fonde completamente con il messaggio di cui si fa tramite. La tecnica diviene così pari a un velo trasparente che mostra l'essenza di tutto il progetto.

Auguro dunque al lettore di respirare a pieni polmoni la vena poetica di tutto il percorso trattato in questo libro e di non rimanere impigliati nella tecnica. Ci sono semplici proposte di esercizi al termine di alcuni capitoli, ma sono solo piccole gocce di un oceano e che possono comunque essere utili per prendere confidenza con questi argomenti, creandosi una propria pratica percettiva e meditativa, per allenare l'ascolto profondo dell'energia e di sé stessi. Tali esercizi, danno il loro effetto nella ripetitività e, questo aspetto mi ricorda di introdurre il fatto che per attivare parti di sé è necessario praticare, in quanto non credo che ci possa essere qualcun altro che lo possa fare per noi. Quando poi gli attimi di espansione di coscienza accadono, per questo, non vi è alcun motivo razionale, sembra quasi un miracolo di cui però, con le nostre pratiche quotidiane, avremo favorito l'accadere senza tempo.

Il Corpo e la Sensitività

Il corpo è stato definito Tempio dell'Anima, in quanto è un contenitore della sostanza spirituale. Esso racconta tutto quanto riguarda una persona. L'essere umano è un insieme di tante esperienze che sono la materializzazione di un cammino spirituale. La patologia ad esempio è la concretizzazione di un disagio che si era manifestato ancora prima sui piani emotivo, mentale, spirituale.

Il corpo è pregno di frequenze che lo vivificano. Esso rappresenta il veicolo che consente il transito in questa dimensione, dove viene lasciato dopo la morte, perché espulso, come una tossina, non essendo adeguato a proseguire il suo viaggio altrove.

Il corpo è sede della sensorialità, almeno quella di base, che permette di raccogliere le prime percezioni, quelle in superficie, per seguirne la scia e scoprire le chiavi che aprono il quadro della realtà spirituale.

Il corpo umano è costituito da sofisticate strutture biologiche che, oltre ad espletare le normali funzioni fisiologiche, predispongono all'espressione di un grande potenziale sensitivo ed energetico. Questo è possibile perché il corpo stesso contiene un notevole significato esoterico. I filamenti di Dna sono sottili antenne riceventi e trasmittenti di flussi d'informazioni. Essi, attraverso tale funzione, ci mettono in comunicazione con l'Assoluto.

Le geometrie sacre, che costituiscono il corpo, hanno proporzioni perfette e, in base alla forma, convogliano in maniera focalizzata energie laddove serve una specifica funzione, dando così luogo a una fisiologia sottile. Ogni parte del corpo segue infatti la proporzione aurea ed è costituita da un addensamento di energia che prende forma su una struttura a spirale. Qualsiasi sia la parte del corpo e la sua funzione, troviamo sempre un'impalcatura a forma di spirale. Queste forme sono le stesse che sempre troviamo in natura. Infatti, se proviamo a contemplare un fiore, un albero, una foglia, un animale, il movimento delle onde nel mare, i movimenti dell'aria, sempre e in maniera ricorrente assistiamo al materializzarsi dello stesso tipo di strutture e con la medesima proporzione.

Quando infatti nel corpo si sviluppa un sintomo e una malattia, c'è un disallineamento rispetto a tale proporzione. Ci dovrà pertanto essere una tendenza al riequilibrio. Lo squilibrio è un disagio che la persona vive quando si sente in difficoltà rispetto a qualcosa. Esso si può manifestare su diversi livelli: mentale, emozionale, fisico, ma in realtà si tratta di un tutt'uno. I diversi strati comunque interagiscono tra di loro, ecco perché è importante intervenire su diversi livelli quando siamo di fronte a un qualsiasi squilibrio. Ad esempio, i pensieri e le emozioni influiscono sul corpo fisico. Lo stesso sintomo e la malattia, nonostante noi ne vediamo spesso soltanto l'aspetto della sofferenza e del fastidio, in realtà già rappresenta la tendenza a intraprendere la via del ritorno all'equilibrio. Per questo è molto importante vivere, in tutti i modi, con ciò che è in sintonia con la natura, con le sue forme e le sue proporzioni. Noi non siamo piccole unità separate da ciò che chiamiamo natura, ma ne siamo parte integrante. Siamo la stessa Totalità, lo stesso Spirito che si manifesta attraverso la vita.

Ecco perché la natura ci rispecchia così tanto, sia nell'armonia delle forme, ma anche quando ci spaventa e la maltrattiamo. In questi ultimi casi, è di qualche aspetto di noi stessi che abbiamo paura e ciò che maltrattiamo e aggrediamo è sempre rivolto a noi stessi, in quanto siamo la stessa totalità, siamo la stessa sostanza.

Un profondo percorso per accrescere la propria consapevolezza dovrebbe portare a riconoscere tali dinamiche inconsce. Quando ciò accade diveniamo più rispettosi di noi stessi, degli altri e di tutto ciò che ci circonda e ci rispecchia. Quando ci rendiamo conto che il corpo della Terra, il nostro corpo e il corpo di tutto ciò che esiste sono fatti della stessa sostanza, allora possiamo cominciare a vedere che non c'è un dentro e un fuori di noi stessi, non esiste un confine, ma tutto ci parla della Vita.

Nella percezione attraverso il corpo fisico, infatti si viene a creare una risonanza tale che, a livello energetico, non c'è più una differenza tra chi effettua la percezione e chi invece viene percepito, se non nei ruoli interpretati in quel momento. Si ha un unico campo dove vengono percepite delle similitudini.

Una delle caratteristiche principali del Metodo Lecopea (Lettura Corpo, Psiche, Emozioni, Aura), è quella d'iniziare la percezione dalle sensazioni fisiche. Infatti, il corpo è il prezioso strumento che ci consente di vivere l'incarnazione. Iniziando in questo modo, la pratica sensitiva diviene così più autentica e radicata e quindi anche più utile nel concreto. Questa procedura consente di ricordarci di vivere la magia nel quotidiano e non solo in momenti a parte.

In una lettura dell'aura non ci possiamo scordare del corpo fisico. Infatti, l'aura non è, come a volte viene erroneamente intesa, solo un alone di energia intorno ad esso, ma appare come una luminescenza caratterizzata da diversi colori e che compenetra il corpo fisico.

Ogni organo e ogni tessuto interno al corpo hanno anch'essi un campo energetico. Ogni nostra cellula ha un suo campo energetico, così come ogni filamento di Dna. La somma di tutto questo costituisce la nostra aura. Il corpo fisico è parte integrante dello stesso campo aurico e, come ogni altro strato più sottile dell'aura, è caratterizzato da specifiche frequenze.

Il fatto che la parte più fisica della nostra aura è contraddistinta dalle sue frequenze, essendo anch'essa energia, vuol dire che le sensazioni che la attraversano ci forniscono informazioni importanti.

Infatti, quando si parla di strati dell'aura, se ne identifica il primo strato, chiamato Corpo Eterico, come quella parte dell'aura che fornisce informazioni dirette sullo stato del corpo fisico. Esso, essendo lo strato più prossimo al corpo fisico, è anche quello che appare alla vista più facilmente, con un colore molto chiaro bianco/azzurro, a volte qualcuno lo vede giallino. Si estende per pochi centimetri, circa 5/7 cm. dal corpo fisico.

Più una persona ha un corpo sano e più il corpo eterico è vibrante, omogeneo, brillante ed espanso. Ad esempio, uno sportivo avrà un corpo eterico ben equilibrato, anche se questo non vuol dire che non avrà qualche squilibrio altrove. Il corpo eterico rappresenta dunque il collegamento tra il corpo fisico e i corpi più sottili. Esso è direttamente collegato alle funzioni di trasformazione e ricambio nel corpo, quelle funzioni dove viene presa energia, assimilata e trasformata, per poi essere portata verso l'esterno, concludendo così un ciclo.

Riguardo al corpo, l'energia segue sempre un ciclo di questo tipo. Ad esempio, il corpo eterico è strettamente collegato alla funzionalità delle attività metaboliche e, in base al suo stato, ci racconta come il corpo sia in grado di nutrirsi, rinnovarsi e ripulirsi.

Con un ascolto affinato delle sensazioni fisiche, da quelle più superficiali a quelle più interne, è possibile rilevare parecchie informazioni riguardanti non solo e direttamente il corpo fisico, ma anche il corpo emotivo, mentale, causale.

Molte persone, quando si approcciano alla sensitività, hanno la tendenza a ricercare l'informazione attraverso le funzioni psichiche e fanno grandi voli lontano dalla realtà, trascurando ciò che il corpo comunica. Del resto, effettuare una lettura dell'aura significa percepire un campo energetico formato da frequenze e chi meglio del corpo può percepire vibrazioni?

Inoltre, partendo da una percezione prettamente fisica, come ad esempio un brivido lungo la schiena, un prurito o un formicolio in una zona del corpo, un senso di caldo o di freddo, un senso di troppo pieno o di vuoto, un senso di contrazione o di espansione, si può percepire lo stato energetico di quella zona dell'aura.

È molto interessante percepire laddove ci sono squilibri o zone che invece rappresentano una forza, in modo da poter favorire un riequilibrio. Se si continua la percezione, andando sempre più in profondità e in ambiti sempre più sottili, quindi emotivi, mentali e spirituali, si può risalire anche alle cause che hanno determinato quel particolare stato energetico di squilibrio rilevato nel corpo.

Apportare poi alcuni correttivi allo stile di vita, ad alcuni comportamenti, atteggiamenti e tendenze, accelera ancora di più lo scioglimento di alcuni nodi energetici, la trasformazione e la risoluzione.

Ovviamente, l'attenzione a questi altri aspetti e la comprensione profonda innescano già un processo di trasformazione. Ci sono momenti, nel percorso della nostra anima, in cui accadono eventi che sono vissuti in modo emotivamente forte. In quei frangenti è come se una parte della nostra energia, attraverso una contrazione, restasse impigliata da qualche parte. Il corpo immediatamente registra tale colpo e in qualche modo rimane modellato da tutto ciò.

Quando percepiamo il corpo, quelle che sentiamo sono sensazioni fisiche che racchiudono tutto un vissuto, a volte da liberare, se abbiamo trattenuto emozioni che non avevamo potuto esprimere.

Il fatto di trattenere qualcosa d'inespresso crea ristagni e perdite di energia che sono percepibili nell'aura e, a volte, denotano una debolezza nel corpo stesso, che si può tramutare in sintomo.

Nel significato di sintomo possiamo includere, oltre che i sintomi prettamente fisici, anche tutte quelle situazioni ripetute che si vivono come un disagio emotivo e che rappresentano quelli che poi viviamo come i nostri limiti.

Alcune perdite di energia si possono percepire rilevando le cosiddette brecce eteriche, laddove il tessuto aurico è smagliato o sfilacciato oppure comunque consumato. Si possono paragonare al tessuto consumato di un palloncino da cui esce aria. Esse sono delle vere e proprie ferite del tessuto aurico, da cui si perde energia e che richiamano altri tipi di ferite, di natura emotiva. Possono essere ferite fisiche che sono state inflitte in altre vite, collegate sempre e comunque a un vissuto emotivo che non è stato elaborato. Ci siamo accorti soprattutto che le brecce eteriche ci sono quando, nella vita della persona in questione, ricorrono molti giudizi e auto giudizi. Infatti, questi ultimi, quando sono ripetuti, creano una sorta di solco energetico e sono taglienti rispetto all'aura. La bella notizia è che le brecce eteriche possono essere riparate attraverso alcune pratiche energetiche e anche attraverso il cambiamento di alcune attitudini personali, in special modo quando se ne diventa coscienti.

Comprendete quindi quanto è fondamentale ciò che ci racconta il corpo fisico in una lettura. Inoltre, ciò che accade quando s'innesca uno sblocco energetico, porta i suoi effetti di trasformazione anche sul piano fisico.

Infatti, è frequente che, dopo una pratica energetica molto efficace, ci sia un movimento di energia che va a risvegliare alcuni dolori nel corpo. Questi dolori, finché restano latenti, mostrano un'alterazione in una parte del campo energetico e celano una contrazione sviluppatasi, in un particolare momento, per ammortizzare il disagio provocato da un vissuto particolarmente dirompente.

Per riportare equilibrio è necessario ripercorrere il percorso inverso, per cui è fondamentale risvegliare con la propria coscienza ciò che era stato solo lasciato in sospeso e che, andando avanti nel tempo, avrebbe potuto degenerare arrecando problemi più seri.

Avendo praticato con il Metodo Lecopea ormai diverse migliaia di letture dell'aura, ho affinato una certa sensibilità nella percezione delle sensazioni fisiche, oltre che di quelle più sottili. Mi sono accorta che questo approccio alla sensibilità sottile non è per nulla scontato. Infatti, molte persone che incontro, nonostante esprimano una personalità delicata e sensibile, mostrano quasi subito di non essere abituate a dare importanza alle loro sensazioni fisiche. Alcune persone addirittura sono molto psichiche, hanno immagini, visioni e tendono ad andare molto verso l'alto, ma quando chiedo loro di descrivere una sensazione fisica nel dettaglio, seguendone il percorso e il movimento, entrano ben presto in difficoltà. Per queste persone è di fondamentale importanza radicare le loro percezioni più sottili, altrimenti rischiano di sviluppare degli squilibri.

Appartenendo a questa tipologia di persone, fin da quando ero molto giovane, ci sono passata anch'io in prima persona. La mia salvezza è stata quella d'incontrare alcuni insegnanti molto competenti, con cui ho potuto esercitare un intenso lavoro corporeo che mi ha permesso di stabilizzare la mia sensitività. Ancora oggi, la pratica sensitiva, che rappresenta anche la mia professione con le sessioni individuali e l'insegnamento della lettura dell'aura, per me deve essere spesso intervallata da un buon esercizio fisico. Così facendo, posso mantenermi in uno stato di benessere.

Oltre all'esercizio fisico, aiuta a ricaricarmi anche il contatto con la natura, soprattutto con gli alberi e con gli elementi della natura. Ho la fortuna di abitare in un bosco e di fare lunghe passeggiate, respirando i profumi della terra e imitando i fratelli alberi che, nonostante tendono verso l'alto, sono però ben connessi alla terra con le loro radici.

Il bosco e la natura in genere sono un fantastico specchio amplificante della nostra percezione. Osservando con occhio attento proprio la fisicità delle forme che esistono in natura, è possibile comprendere come si muove l'energia, seguendo particolari movimenti che tracciano precise geometrie. Tale osservazione può arricchire la conoscenza di noi stessi come esseri spirituali e biologici allo stesso tempo, senza più nessun confine tra lo Spirito e la Materia.

Il corpo fisico è uno splendido tempio, ma non credo proprio che sia soltanto un contenitore dell'anima, come spesso lo sento definire. Non condivido per nulla tale visione. Anzi, sono consapevole che il corpo è parte integrante del campo aurico, ne costituisce uno degli strati e ha una vibrazione che oscilla solo più lentamente rispetto agli altri corpi più sottili, dando perciò luogo a una materia più densa.

Inoltre, i diversi strati dell'aura non sono sovrapposti, ma si compenetrano. Questo vuol dire che ciò che accade nel corpo fisico è strettamente collegato a ciò che accade negli altri corpi e viceversa.

In generale, per favorire la percezione, non è da sottovalutare l'aspetto alimentare. Infatti, i cibi di cui ci si nutre, non rappresentano soltanto un apporto di nutrienti intesi come sostanze chimiche, ma sono anche un apporto di energia vitale. È ovvio che più la digestione è impegnativa più richiede energia affinché possa essere completata correttamente. Da ciò possiamo dedurre quindi che ci sono cibi che favoriscono la percezione e altri che la ostacolano. Avrete già notato come dopo aver mangiato cibi pesanti, può venire sonnolenza durante il periodo della digestione.

Questo ci dimostra molto chiaramente come la fisiologia del nostro corpo e i movimenti di energia sono correlati. Considerando l'aspetto energetico di ogni specifico alimento potremmo, anche già solo intuitivamente, comprendere quale effetto quell'alimento può avere sull'aspetto energetico del nostro corpo. Giusto per citare qualche esempio a riguardo: i latticini, come provocano il formarsi di sostanze collose nell'organismo e quindi ristagni e infiammazioni, così tendono a provocare ristagni energetici nei canali energetici; le proteine animali, soprattutto le carni, ma anche gli zuccheri provocano un abbassamento delle frequenze; cibi e bevande eccitanti provocano una sollecitazione troppo rapida e che presto si tradurrà in una perdita di energia, influiscono sullo stato di coscienza e quindi anche sulla percezione, oltre che avere altri effetti nel corpo, e così via.

Durante i nostri corsi di lettura dell'aura chiediamo, infatti, agli allievi di mangiare pasti vegetariani e di non consumare alcolici fin dalla sera prima. Lungi da noi il voler convertire le persone al vegetarianesimo, ma lo scopo è unicamente quello di favorire, almeno con piccoli accorgimenti, la percezione sottile.

A proposito di alimentazione consapevole, apro una parentesi riportando di seguito un articolo che ho pubblicato tempo fa sul blog "La Sorgente del Silenzio". Non approfondirò, in questo contesto, l'argomento, ma desidero solo accentuare come anche la materia degli alimenti di cui ci nutriamo ha una sua valenza energetica ed influisce sull'aspetto energetico dei nostri corpi.

L'Energia del Cibo influisce sul nostro Campo Energetico

"Accade spesso che ci si alimenti senza tener conto di alcuni aspetti che riguardano gli alimenti che s'ingeriscono, come ad esempio l'aspetto energetico, in termini di vitalità, e la relazione che s'instaura tra noi e gli alimenti. Importante è, infatti, ricordare che, in tale relazione, è coinvolto il nostro piano emotivo, mentale ed energetico in generale. Inoltre, essa rispecchia il modo in cui noi ci rapportiamo con il mondo e con la vita.

Ogniqualvolta introduciamo un alimento nel nostro organismo, avviene una nuova relazione tra noi e quel determinato alimento. Tale relazione ha inizio ancora prima di assaporare e masticare, inizia quando scegliamo cosa mangiare e con esso ci relazioniamo attraverso la percezione visiva, olfattiva, tattile e, già allora, mettiamo in moto funzioni fisiche ed energetiche nel corpo.

Il cibo, finché non è scomposto in nutrienti essenziali e assimilabili, attraversa il tubo digerente rimanendo esterno all'organismo. Si tratta di un estraneo con cui si diviene sempre più intimi a mano a mano che la fusione e l'integrazione aumenta. In tale relazione si mettono in gioco le stesse dinamiche che caratterizzano una relazione interpersonale e l'attitudine con cui ci si relaziona alla vita e agli altri. Quindi possiamo dire che quello che il cibo attraversa è un vero e proprio percorso alchemico, una trasformazione che lo rende compatibile al corpo. Ogni specifico passaggio, durante la digestione, lo possiamo paragonare alle diverse fasi di approccio alle situazioni che incontriamo e creiamo nella nostra vita, come affrontiamo ciò che ci capita, come lo metabolizziamo e come ne traiamo, quando integriamo un'esperienza, un nutrimento che possa permetterci di mantenere in equilibrio il nostro essere. Lo scopo degli alimenti è di potenziare e sorreggere i naturali processi organici, dando una mano alla forza vitale dell'individuo. È ovvio quindi che sia importante non sovraccaricare il processo digestivo con un'alimentazione non adeguata, perché ciò comporta un dispendio di energia eccessivo e, come conseguenza, perdita di energia vitale, intossicazione e altri squilibri e sintomi che si possono verificare poi a livello fisico.

Spesso si considera la chimica degli alimenti per esaltarne le caratteristiche intrinseche e si tralascia invece la fisica degli alimenti che ne denota invece un aspetto importante per ben nutrirsi.

Occorre un investimento energetico nella funzione digestiva per trasformare gli alimenti in nutrimento. Tale investimento può essere più o meno alto in base alla tipologia di alimenti e alla capacità personale di poterli ben digerire, su cui incide anche ciò che è già stato considerato all'inizio di questo articolo riguardo la relazione che intercorre tra noi e il cibo con tutte le sue dinamiche energetiche. Inoltre, ogni alimento ha un suo potenziale energetico. Il bilancio tra l'investimento energetico per la digestione degli alimenti e il potenziale energetico degli alimenti che abbiamo assimilato, è indice di equilibrio oppure di squilibrio nel modo in cui ci si alimenta. Ovviamente, anche se qui non l'approfondisco, va considerata tutta la parte chimica dei nutrienti che deve essere ben bilanciata. Gli alimenti devono potenziare e anche sostenere i naturali processi organici, dando una mano alla forza vitale dell'individuo.

Per chi si occupa di Lettura dell'Aura o di pratiche energetiche sui corpi sottili, non si deve trascurare l'aspetto energetico degli alimenti, per prendersi cura e mantenere o ripristinare l'equilibrio nel campo energetico dell'aura.

Riporto qui, anche se sommariamente, una classificazione di alimenti secondo la loro vitalità, digeribilità e l'effetto generale che hanno sugli organismi.

Ci sono alimenti ad alta vitalità che sono facili da digerire e sostengono i meccanismi di disintossicazione. In questa categoria troviamo gli alimenti biogenici, cioè che generano la vita e che hanno una base qualitativa nella loro azione di rafforzare la vitalità delle nostre cellule e la loro rigenerazione. Essi sono ad esempio: semi, cereali, legumi, erbe, verdure germogliate. Sempre in questo gruppo ci sono gli alimenti bioattivi che attivano la vita ed hanno una base quantitativa, perché assicurano vita e benessere. Essi sono: bacche, frutta, erbe, verdura, legumi, semi, cereali, semi oleosi crudi.

Ci sono poi altri alimenti che sono invece a debole vitalità, in quanto richiedono un importante lavoro digestivo e intasano l'organismo. Questi ultimi possono essere biostatici, cioè rallentano la vita e sono ad esempio: latte e formaggi, uova, pesce, carni bianche, carni rosse.

In questa categoria ci sono poi gli alimenti biocidici, cioè che distruggono la vita come: zucchero, sale, cacao, tè, caffè, alcool, grassi cotti, alimenti raffinati, additivi e surrogati. In questi casi le forze vitali sono distrutte da procedimenti fisico-chimici di raffinazione e preparazione, avvelenano lentamente le cellule, perturbano l'assimilazione e bloccano l'eliminazione.

L'ingegnere francese André Simoneton era un esperto in elettromagnetismo e, rifacendosi anche alle ricerche di altri ricercatori, negli anni 30-40 del XX secolo, collaborò allo studio della vibrazione degli alimenti. Egli scoprì che gli alimenti, così come gli esseri umani, oltre che ad avere un potere calorico, quindi chimico energetico, hanno anche un potere elettromagnetico, quindi vibrazionale.

Servendosi di apposite apparecchiature scientifiche per misurare la quantità di onde elettromagnetiche degli alimenti, egli riuscì a fare una classificazione degli alimenti in base alla loro energia vitale. La bioradianza è l'emissione elettromagnetica dell'organismo e, secondo Simoneton quella di una persona sana non dovrebbe essere inferiore a 6.500 Angstrom, grazie all'influenza di onde telluriche, onde dello spettro solare e onde dei prodotti alimentari, che tutte insieme costituiscono un sistema vibratorio capace di generare onde vitali.

Il cibo morto è il cibo febbricitante, mal combinato, cotto (dipende dai metodi di cottura), elaborato industrialmente e richiede parecchia energia per essere digerito. Il cibo vivo è il cibo fresco e maturo, che è un concentrato di energia liberata con la masticazione e assimilata con la digestione. In quest'ultimo caso c'è un buon apporto di energia per il lavoro digestivo.

A influenzare la vitalità intervengono comunque diversi fattori quali: i tipi di coltivazione, i metodi di cottura e di conservazione degli alimenti, le trasformazioni industriali e l'ambiente termico nel quale avviene la digestione.

Preciso che le informazioni riportate in quest'articolo non vogliono essere degli assolutismi e rispettano la varietà di visioni rispetto all'alimentazione e al modo di alimentarsi, ribadendo quanto detto all'inizio: il rapporto con il cibo è una relazione personale e principalmente una relazione con sé stessi.

Rimando alcuni approfondimenti in merito all'alimentazione consapevole, anche rispetto alle caratteristiche più energetiche e sottili del cibo, a successivi articoli per non dilungarmi troppo nel presente contesto."

Per favorire il nostro benessere psico-fisico-energetico, per mantenere un buon equilibrio e meglio riuscire nelle nostre percezioni sottili, come ho accennato nelle pagine precedenti, dove ho raccontato la mia esperienza personale, è inoltre fondamentale praticare quotidianamente un'adeguata attività fisica. Mi riferisco a una pratica consapevole, dove non avviene solo il movimento meccanico, ma esso è accompagnato e arricchito da un'attenzione alle sensazioni fisiche prima, durante e dopo l'attività.

Il respiro e il saper respirare hanno un ruolo fondamentale. Se non si è in grado di ascoltarlo, esso spesso viene involontariamente alterato e deviato dal suo libero fluire. Si sviluppa così un modo di respirare scorretto e contrastante lo stato di benessere, in quanto non viene favorito il giusto riciclo di aria e si finisce per trattenere tossine che a lungo andare sfociano nella manifestazione di svariati sintomi.

Nel praticare attività fisica si dà, il più delle volte, importanza all'esercizio dei muscoli più superficiali, tralasciando l'utilizzo e la consapevolezza dei muscoli più profondi che finiscono per atrofizzarsi trattenendo energia. È sempre importante avere una visione unitaria del corpo, prima di tutto, per non nuocere e poi anche per permettere l'espressione e l'espansione delle sue potenzialità, anziché caricarlo con un potenziamento esterno inadeguato e che, alla lunga, può risultare dannoso.

Il nostro corpo registra e viene attraversato dai nostri vissuti emotivi, dal nostro modo di pensare, riporta addirittura alcune caratteristiche della nostra anima, tutti elementi che non sempre sono ben allineati con il nostro essere. Può dunque essere necessario rieducare il corpo per favorirne il benessere e con esso un ritorno a servire lo Spirito.

Spesso questo messaggio viene inteso in maniera troppo semplicistica perché si è poco abituati a fermarsi a sentire le sensazioni fisiche, oppure addirittura viene frainteso. Preciso quindi che cosa intendo quando invito a portare l'attenzione su una parte del corpo per sentirne le sensazioni.

Non si tratta di un tipo di concentrazione, non essendo un'attività mentale. Quando infatti guido delle tecniche meditative per migliorare il proprio stato di presenza rispetto al proprio corpo ed alla sua capacità sensitiva, invito ad osservare una parte del corpo. Per osservare intendo diventare testimoni di qualcosa, guardandola per quello che è e senza modificare nulla, proprio come si fa nella meditazione. Insisto inoltre sul fatto che quella parte del corpo non venga immaginata, altrimenti torneremmo nell'attività mentale, andando fuori strada, ma che venga invece semplicemente sentita. Si tratta di un'osservazione acritica. Ad esempio, se vi chiedo di portare l'attenzione su un piede, non dovete immaginare la forma del piede così come l'avete vista su un libro di anatomia, ma la dovete sentire, percependone le sensazioni, anche quelle più sottili, percependo i movimenti dei liquidi, gli impulsi nervosi, ecc. Potreste anche non avere mai visto un piede in vita vostra, ma lo potete sentire.

Assieme a quel sentire potete incontrare anche delle emozioni, che nell'atto di osservare si liberano naturalmente. Questo tipo di osservazione, che è alla base del principio di meditazione, ovviamente non prevede giudizio, ma è un atteggiamento di neutralità, dove tutto ciò che si osserva è sacro e, se avviene una trasformazione, avviene da sé durante l'interazione tra l'osservatore e ciò che viene osservato.

Quando facciamo un qualsiasi movimento, non c'è solo il muoversi da un punto all'altro, ma si effettua un tragitto, anche nei movimenti che possono sembrare più banali, quindi bisogna considerare anche lo spostamento di energia che viene coinvolta durante tutto quel tragitto. Si tratta di un esercizio di presenza.

Quando la presenza accade realmente, si accende una scintilla, che apre un varco verso un altro tipo di percezione, frutto di un'espansione della coscienza. Questa modalità di attenzione può portare grandi cambiamenti nel modo di percepire.

Il corpo impara meccanicamente gesti che vengono ripetuti e assume automaticamente alcune posture. Ma finché questi rimangono atti meccanici di cui non ci si accorge, non se ne potrà comprendere il contenuto. In realtà questi movimenti racchiudono un prezioso vissuto dimenticato, che quando viene osservato di nuovo con la coscienza, ha la possibilità di liberarsi. Ricordo a tutti coloro che stanno leggendo questo libro, che essere presenti con la coscienza oppure no, è un fatto che non è per nulla scontato nell'essere umano di oggi. Anzi, per molte persone, nella maggior parte dei momenti della giornata, la coscienza umana non è presente alla propria realtà.

Il nostro corpo è un insieme di relazioni tra strutture che si sono materializzate da una forza stratosferica, che è in noi e che è molto di più rispetto a queste strutture fisiche. Sono forze vitali e spirituali, è lo stesso Spirito che si è materializzato per svolgere alcune funzioni. Non possiamo pensare quindi allo Spirito come a qualcosa di separato dalla materia perché sono la stessa cosa, sono fatti della stessa sostanza. Si tratta di una forza che tenderà sempre all'omeostasi e a materializzare in maniera essenziale e impeccabile tutto ciò di cui si necessita.

Essere spirituali dovrebbe quindi voler dire saper imitare il funzionamento della forza vitale e spirituale anziché allontanarsi da essa provocando squilibrio. Come si relazionano le strutture materializzate che compongono il nostro corpo, così si incastrano tutte le situazioni che accadono nella nostra vita, seguono leggi naturali, anche quando non riusciamo ad ottenere quello che vogliamo, la vita accade. La Vita comunque accade.

Esercizio n. 1: Sensibilizzare il Corpo Fisico

Chiudi gli occhi (se preferisci, puoi lasciarli aperti), rimani seduto e appoggia la pianta dei piedi a terra, porta l'attenzione alla tua postura e al corpo. Ti invito prima di tutto ad osservare il tuo stato attuale, come sei seduto, come stai, cosa stai facendo, come è la tua postura, come sta il tuo corpo, semplicemente osservando quello che c'è, senza cambiare nulla. Questo è il punto di partenza: accorgerti qual è il tuo stato. Se non ti accorgi dove sei, tutto il tuo lavoro sarà solo una proiezione mentale. Quando vuoi cambiare qualcosa e non sai cosa stai cambiando non puoi cambiare nulla. Continua a osservare, osserva il corpo, osserva il respiro. Comincia a portare tutta la tua attenzione sul respiro, sull'aria che entra, l'aria che esce, il movimento del corpo a ogni inspiro e il movimento del corpo a ogni espiro. Comincia a essere sempre più presente per portare l'attenzione ai dettagli, ai piccoli movimenti, ai muscoli, ai polmoni, al cuore, agli organi, ai tessuti, a ogni ciclo del respiro. Mentre porti l'attenzione sul respiro porta l'attenzione anche sul corpo partendo dalla pianta dei piedi, e senti i piedi, semplicemente i piedi che poggiano a terra, e la pianta dei piedi che è presente per relazionarsi col pavimento, con la terra. La tua pianta dei piedi non può fare altro che rispondere all'abbraccio della terra attraverso la forza di gravità. Lascia che questo accada. Semplicemente osservalo, porta qui la tua presenza, la tua attenzione. È un'attenzione che parte dal sentire. Senti le sensazioni del corpo nella pianta dei piedi che poggiano al pavimento, non è solo un contatto fisico, è anche un contatto energetico. È un contatto che accade, è una relazione. Attraverso il respiro porta l'attenzione anche alle altre parti del corpo, le caviglie, le ginocchia, le gambe, le cosce, i glutei. Rilassa le gambe in modo che anche il tuo movimento, il tuo camminare, il tuo stare qui, possa essere rilassato, presente. Se ci sono tensioni scioglile attraverso il respiro. Osserva, senza cambiare nulla, semplicemente osserva, in modo che il rilassamento accada. Non fare niente, lascia che tutto accada, anche il tuo rilassamento. Se intervieni non lo lascerai fluire, l'atteggiamento è invece quello di fluire insieme a tutto ciò che accade. Osservi, comprendi e fluisci. Non c'è nulla che devi fare, semplicemente essere presente. Porta l'attenzione anche alla tua pancia, al tuo addome, ai reni, all'intestino, agli organi genitali. Rilassa ogni tessuto anche in questa parte del corpo, semplicemente osservando. Osserva e qualcosa accade nel corpo, lascia che accada. Porta l'attenzione anche al plesso solare, al diaframma, a ogni respiro il diaframma si muove. Inspira, il diaframma scende, e crea uno spazio dentro di te, prova a trattenere un pochino il respiro e a dialogare con il tuo diaframma. Inspira e comunica al tuo diaframma di rimanere giù un poco di più. Comunica con il tuo corpo. Puoi scegliere quanto far rimanere il diaframma giù e poi espira e crea uno spazio nuovo. A ogni respiro crei uno spazio, percepisci lo spazio che occupa il diaframma. Poi porta l'attenzione anche al petto e al muscolo cardiaco, alla pulsazione, alla contrazione e all'espansione. Lascia che anche questo accada, osservalo. È naturale. Lascia accadere, non puoi fermare il tuo cuore, non puoi fermare il tuo respiro. Semplicemente accade, non c'è nulla da cambiare. Puoi essere presente nell'accogliere il movimento del tuo corpo, il movimento naturale del corpo, del corpo e dei corpi, tutti i corpi, anche quelli più sottili. Poi ancora porta l'attenzione anche alla gola, al collo, la schiena è rilassata, osserva anche dov'è la tua schiena, in che posizione si trova. Osserva il tuo collo, la tua gola. Osserva l'espressione del viso, osserva quale espressione hai in questo momento, prova a sentirla, non puoi vederla, prova a sentire la tua espressione, forse è l'espressione di come stai interiormente. Prova a sentire all'esterno, nel viso, quello che stai mostrando al mondo, e osserva le sensazioni di tutto il tuo viso, della bocca, delle guance, degli occhi. Rilassa gli occhi, i muscoli intorno agli occhi, anche quelli più interni, rilassali, osservali, osserva i tuoi occhi, che sono sempre attivi, stanno sempre guardando qualcosa. Prova a rilassarli, non c'è niente da vedere adesso. Rilassa gli occhi, la vista, la fronte, le tempie. Osserva e senti anche le sensazioni all'interno della testa. Ci sono dei movimenti all'interno della testa. Le ghiandole, gli organi, i tessuti, osservali, prova a sentirli. Prova a osservare anche cosa accade, anche qui, in questa zona del tuo corpo. Rimani nel tuo sentire, nella tua presenza, nel tuo equilibrio, nella tua stabilità. Possono esserci rumori, ci può essere un evento, un accadimento, ma se hai presenza puoi mantenere un equilibrio. Anche se intorno a te c'è un tornado, puoi trovare un punto di comando dentro di te, per gestire la tua vita, per cominciare a sviluppare la tua volontà. Se non sei presente, non c'è volontà, qualcos'altro deciderà per te. Porta l'attenzione in parte dentro di te e in parte all'esterno per praticare l'attenzione divisa. Qualsiasi cosa sia, semplicemente osservala, senza giudizio, senza intervento, senza azione, nell'immobilità. Porta l'attenzione al tuo respiro, al tuo corpo, a tutto il corpo, e fai qualche respiro profondo prima di riaprire gli occhi.

Il ruolo della sensitività nel vivere quotidiano

Molte persone, per diversi motivi, non amano la loro vita, sono insoddisfatte, sono infelici e cercano qualcosa che faccia provare sensazioni speciali. È con questo tipo di aspettativa che molti si avvicinano ai percorsi sulla sensitività e sull'esoterismo. Diventa così una fuga dalla propria realtà e la ricerca di un altro tipo di droga con cui estraniarsi. Mi capita di frequente di incontrare persone che si lamentano delle loro situazioni di vita, del loro lavoro, della loro relazione, della loro salute, persone che vorrebbero fare tutt'altro rispetto a come hanno organizzato la loro vita.

Qualche volta incontro qualcuno che mi dice "Io sono un guerriero di luce e sicuramente ho un compito speciale, che devo ancora scoprire", poi, gli stessi, mi raccontano che hanno un grosso problema in famiglia da anni che li fa tanto soffrire, oppure hanno un problema nella gestione del denaro o a mantenere un lavoro. Bene, dico a queste persone, ma se sei un guerriero di luce, come mai non riesci a migliorare la tua vita? L'insoddisfazione e il disagio possono essere buoni motivi per spingere a intraprendere un percorso che sia di stimolo al cambiamento. Questo vuol dire che ciò che apprendiamo e che interiorizziamo, va applicato in ciò che viviamo nella nostra vita di tutti i giorni, per migliorarla. Se però ci identifichiamo in modo egoico con il percorso stesso e con le pratiche che in esso vengono proposte, senza assimilarne l'essenza, ma rimanendo sempre in superficie, allora non ci sarà nessun reale cambiamento.

Dove ci sono grossi squilibri, che riguardano i diversi aspetti della personalità, il lavoro con le energie sottili non sostituisce un buon lavoro terapeutico, necessario per creare solide fondamenta, altrimenti il rischio è quello di accentuare tali squilibri.

La focalizzazione è fondamentale, altrimenti anche il mondo spirituale diviene come un grande supermercato con tante cose belle e attraenti, ma dove è facile smarrirsi e perdere di vista gli obiettivi della nostra ricerca, ossia quelli di elevarsi al Piano Divino.

La focalizzazione ci consente di essere come un laser, puntato verso la realizzazione dei nostri obiettivi, anziché una lampadina, che diffonde luce disperdendola.

Se vogliamo far emergere o raggiungere uno stato più espanso ed elevato della nostra coscienza, è importante incarnare alcuni principi, diventando noi stessi quei principi. È quello che hanno fatto le Maestre e i Maestri spirituali che, pur essendo donne e uomini come noi, hanno incarnato il messaggio che portavano, essendo completamente allineati con esso. Si tratta di una coerenza che genera grande forza e perseveranza. Essi si sono manifestati in questa terra in momenti di decadenza in cui c'era bisogno di portare equilibrio e ci hanno mostrato delle vie da seguire, ma non si sono sostituiti a noi, questo non è possibile e non ci aiuterebbe mai a diventare adulti.

È necessario infatti un grande impegno da parte di ognuno di noi per imparare a trascendere ogni situazione, per essere spirituali nella nostra vita di relazioni e per illuminare gli ambienti che frequentiamo. Per i tempi moderni non sarebbe adeguato l'eremitaggio, tranne forse in rari casi.

La disciplina è un ingrediente che non può mancare. Essa ci serve per dare un ritmo al nostro vivere focalizzati. Tutte le funzioni del nostro corpo sostengono la vita perché hanno un ritmo. Meno male che i nostri organi fisici hanno una propria disciplina, perché se ci dovessimo ricordare noi della loro fisiologia, chissà cosa succederebbe. Tutto ha un ritmo anche in natura. La parola disciplina non è da vedere come sinonimo di rigidità, ma come quella caratteristica necessaria per dare musicalità alla vita e per costruire i pilastri del nostro cambiamento, per costruire una melodia ben precisa, anziché girovagare nel caos.

Non possiamo riempire il mondo spirituale soltanto di nozioni, ma occorrono delle azioni quotidiane per interiorizzare l'insegnamento dei Maestri e per cominciare a ricucire la nostra alleanza con il Divino. Non ha utilità vivere la spiritualità solo su un piano mentale, questo ci fa rimanere impigliati nella superficialità.

Facciamo parte di un mondo di relazioni, con noi stessi, con tutto ciò con cui veniamo a contatto, con le altre persone, dove i nostri sensi in continuazione vengono sollecitati.

In ciò che percepiamo, sempre troviamo la proiezione di tutto il nostro vissuto, di tutte quelle esperienze che hanno plasmato il nostro corpo e tutto il nostro essere.

Per questo motivo, è importante affiancare a un percorso sullo sviluppo della sensitività anche una ricerca di conoscenza di sé, altrimenti la sensitività fine a sé stessa rimarrebbe arida e senza frutti. Oltretutto potrebbe far prendere anche dei notevoli abbagli, poiché essa è solo uno strumento.

Infatti, avere capacità sensitive non significa essere speciali o diversi dagli altri, anche se questo è quello a cui vorrebbero ambire in molti, ma significa utilizzare un potenziale che è innato nell'essere umano.

Utilizzare la sensitività significa espandere la propria coscienza, intesa come l'atto del percepire, per abbandonarsi nella percezione, oltre i confini di ciò che è possibile per la mente.

Si tratta di utilizzare, in maniera consapevole, gli utensili di cui la natura ci ha dotato, per darci la possibilità di crescere e di espandere la nostra visione. La sensitività è quindi un processo naturale e una predisposizione di tutti gli esseri umani, che ne siano consapevoli o meno.

Sono convinta che sia proprio questo a rendere il mondo della sensitività così speciale e affascinante, il fatto che risuona in tutti noi.

Sicuramente non ci sono stati donati strumenti tanto preziosi per percepire altri mondi dove fuggire, ma per vivere meglio in questa nostra vita e per migliorare questo mondo. Credo che questo sia un fattore ancora più speciale ed entusiasmante, oltre che interessante per vivere la magia tutti i giorni.

Alcune persone hanno già manifestazioni sensitive molto accese e, a volte, queste ultime si risvegliano all'improvviso.

Se non si ha confidenza con le percezioni dei mondi invisibili, può accadere che emergano delle paure e diventa così difficile inquadrare e gestire tali percezioni. Di certo la nostra cultura di oggi non sostiene in questo senso. Tutto ciò che è ignoto spaventa, anche se intimamente sentiamo una vibrazione familiare. È attraente e spaventoso allo stesso tempo.

In ogni epoca e cultura la sensitività è stata intinta nel mare di credenze vigenti in quel momento. Per un lungo periodo, la sensitività e l'unione magica con la natura, sono state etichettate come diavolerie, come strumenti del male.

Gli esseri umani hanno cominciato così a sentirsi separati dalla natura e da sé stessi, la dualità e la frammentazione hanno preso il sopravvento, rendendoli più deboli. Le coscienze delle persone si sono contratte fino a perdere di vista il grande potenziale sensitivo.

Oggi, queste capacità, in molti si stanno risvegliando da sole e, se non riconosciute, vengono fraintese e scambiate per squilibri patologici.

Durante i corsi della Scuola di lettura dell'Aura, gli allievi si meravigliano quando scoprono di essere in grado di percepire in un modo che non potevano immaginare e questo dà loro forza e fiducia.

Ebbene sì, tutte le persone sono già sensitive, semplicemente prima non vi avevano portato attenzione. Infatti, la maggior parte del lavoro sta nel riuscire a imparare la gestione delle percezioni, per non esserne succubi.

Si tratta di allenare e riabilitare delle abilità che si erano atrofizzate, come si fa con un muscolo fermo da molto tempo.

A una conferenza, una volta, una persona mi ha chiesto: "Ma dov'è allora la parte spirituale?". Queste domande nascono da una mentalità ancora diffusa e di separazione, nascono dal vedere ciò che è spirituale esterno a ciò che viviamo tutti i giorni. Per questo motivo molti aderiscono a percorsi spirituali, per fuggire da un quotidiano noioso e spesso scomodo. Per me lo Spirito è nella vita intera, anche quella che si manifesta attraverso la materialità.

In tutti gli strumenti che abbiamo a disposizione e in tutte le vie disponibili cerchiamo conforto, tentiamo di trovare la possibilità di migliorare la nostra vita.

È comunque necessario dedicare un costante esercizio allo sviluppo del Distacco e della Presenza, per poter effettuare delle percezioni più veritiere. Questo consente di assumere atteggiamenti di neutralità, affinché possiamo diventare come dei fogli bianchi anziché come dei fogli carichi d'immagini da proiettare sull'altra persona.

Lavoro con la percezione sottile da diversi anni e ho sempre inteso per sensitività una sensibilità molto estesa.

La sensibilità è la facoltà di un organismo di percepire gli stimoli interni ed esterni mediante canali sensibili e sensitivi. Parliamo quindi di percezione e di organi di senso tra cui, quelli più conosciuti sono i cinque sensi fisici: vista, udito, olfatto, tatto e gusto. A questi si aggiungono poi altri sensi, detti sensi interiori.

Degli organi di senso è dotato ogni essere umano, nessuno escluso, perfino coloro che dalla nascita o in seguito perdono l'uso di uno dei sensi fisici, hanno comunque uno sviluppo più accentuato di tutti gli altri sensi. Ad esempio, ci sono persone non vedenti che sono ottimi massaggiatori perché hanno sviluppato molto la sensibilità tattile.

Nel Metodo Lecopea, per leggere l'aura, utilizziamo il prolungamento sottile di tutti i sensi. L'Aura si può vedere, ma si può anche ascoltare, annusare e molto altro ancora.

Infatti, davvero numerose sono le informazioni che si possono rilevare durante una Lettura dell'Aura. L'aura si esprime in frequenze percepibili da tutti i nostri organi di senso, proprio quegli organi che quotidianamente ci accompagnano.

Vediamo dunque come utilizzare la sensitività nella nostra vita in maniera concreta.

Ovviamente utilizzare la nostra sensitività nel quotidiano non significa leggere l'aura a tutti quelli che incontriamo per la strada, ma significa essere più sensibili di fronte ad ogni situazione, per vedere le cose con la lente d'ingrandimento, per avere maggiore comprensione di ciò che accade davanti ai nostri occhi e quindi poter fare le nostre scelte con maggiore chiarezza e determinazione.

Essere più percettivi nei confronti di noi stessi ci aiuta a esplorare il nostro essere, per vedere che c'è un divario tra ciò che siamo e ciò che crediamo di essere. Ed è proprio ciò che siamo a essere proiettato inconsciamente in tutto quello che viviamo, che spesso viene confuso e mascherato dalle nostre credenze.

Ciò che siamo è quello spazio interiore che è stato alimentato quando eravamo bambini, nei primi anni di vita e che spesso riporta delle ferite che si sono aperte quando ci siamo sentiti rifiutati, abbandonati, quando siamo stati umiliati. Anche da adulti, dal nostro inconscio, tali ferite si fanno sentire e ci plasmano, finché non ce ne accorgiamo e riusciamo a imparare da esse, a trasformarle e rimarginarle. Ma questo prevede un lavoro, un impegno e spesso richiede un aiuto da parte di specifici operatori.

La sensitività ci aiuta comunque a percepirci e a sviluppare le nostre capacità intuitive. Nella pioggia d'intuizioni che arrivano sulla Terra, possiamo captarne alcune, soltanto quando queste trovano uno spazio libero dentro di noi in cui possono venire accolte, ma se la nostra mente sarà colma di pensieri inutili e inquinanti che ci rendono assenti, ciò non sarà possibile.

Quindi ricordati, nelle tue giornate, più che puoi, di osservare le tue sensazioni fisiche, le tue emozioni e i tuoi pensieri con distacco. Ricordati di allenare la tua Presenza.

Essere più percettivi diventa utile e creativo se si è aperti ad accogliere nuove sensazioni e nuove intuizioni e poi ad applicarle.

Oltre che nella relazione con noi stessi, la sensitività ha una grande applicazione nelle relazioni con tutti i nostri specchi, ossia con tutte le persone che fanno parte della nostra vita. Riuscire a percepire il movimento energetico che intercorre tra noi e un'altra persona mentre ci relazioniamo, ci può aiutare ad avere una migliore gestione di quella relazione. Forse avete già notato, guardando dall'esterno, due persone che parlano una di fronte all'altra che, a volte, mentre una avanza l'altra indietreggia o viceversa. In questo caso, se vogliamo entrare in empatia con quella persona, dobbiamo rispettare il suo spazio e, per fare questo, dobbiamo comprendere fino a dove possiamo arrivare. Ciò comporta il fatto di percepire, non solo il nostro campo energetico e quello dell'altra persona, ma anche come questi due campi s'incontrano.

Attraverso una percezione sottile, in una relazione, ci possiamo accorgere quali sono i punti di forza in quell'incontro e quali sono invece le incompatibilità. Questo ci permette di trovare intuitivamente delle strategie che possono migliorare e rendere armonica e proficua la comunicazione nella relazione.

I nostri centri energetici, i cosiddetti chakra, sono delle centraline che trasmettono e ricevono informazioni. Ognuno di essi ha una propria frequenza ed è collegato a specifici aspetti energetici, il cui stato rivela il vissuto di quella persona, oltre a come interagisce la sua anima con la sua personalità. Sono tutti questi elementi a interagire nella comunicazione verbale ed energetica.

Possiamo usare questa sensibilità, in maniera molto pratica, in tutti i tipi di relazione: durante un colloquio di lavoro per risultare più empatici con il nostro interlocutore, con i nostri colleghi per creare un team di lavoro più efficace, nelle nostre relazioni intime per vivere momenti di maggiore intensità ecc. Una volta affinata la nostra sensitività e, soprattutto stabilizzata, non rimane soltanto come uno strumento da sfoderare quando ci ricordiamo di averlo, ma diventa un dono che ci accompagna sempre. Certo è che per raggiungere questo nuovo stato è necessario fare un buon lavoro per interiorizzare una serie d'informazioni. Nel perfezionare la nostra percezione impariamo anche a conoscere come si muove l'energia nel nostro corpo e intorno a noi.

L'energia ha dei precisi e meccanici movimenti di risonanza, attrazione o repulsione. Questo accade, anche se noi non ne abbiamo coscienza. Ovviamente se noi impariamo a vedere o a sentire questi movimenti, possiamo anche imparare a focalizzare l'energia per ottenere dei risultati voluti. Quest'ultimo caso prevede però una preventiva preparazione, dove si fa una profonda pulizia e trasformazione dei condizionamenti, preparazione che non è immediata, ma frutto di una disciplinata e costante pratica.

Esercizio n. 2: Essere più sensibili nel quotidiano

Questo esercizio lo puoi praticare in qualsiasi momento della tua giornata, ma soprattutto mentre sei impegnato a fare quello che già normalmente fai. Ricordati ogni tanto di fermarti da qualsiasi attività tu stia svolgendo, per qualche attimo, e di portare attenzione alle sensazioni fisiche, alle emozioni e ai pensieri che ti stanno attraversando in quel momento. Se temi di dimenticarti, puoi programmare una sveglia. Il senso di questo esercizio è quello di imparare a rimanere nel sentire, esercitando l'attenzione divisa, non solo quando ti sei ritagliato un tempo per meditare, ma quando invece stai svolgendo le normali mansioni durante la tua giornata.

Le emozioni, i pensieri e la sensitività

Alla percezione delle sensazioni fisiche segue la percezione delle emozioni, dei pensieri e delle sensazioni più sottili, che arricchiscono e approfondiscono molto una lettura, rendendola una storia esauriente per fornire stimoli efficaci a una persona.

Le sensazioni emotive e quelle mentali, sono ben distinguibili, ma rimangono comunque intrecciate alle sensazioni del corpo fisico.

L'interpretazione intuitiva, nel Metodo Lecopea, considera contemporaneamente ciò che è fisico, emotivo o mentale per arrivare ad un'informazione unificata. La percezione dell'aura, pur iniziando, per i motivi sopraindicati, dalle sensazioni del corpo fisico, comprende allo stesso tempo il risvegliarsi e l'esprimersi di un'emozione e di un pensiero. Infatti, nonostante che nelle numerose definizioni degli strati dell'aura, riportate in diversi testi, i corpi sottili siano come tanti strati intorno al corpo fisico, nella mia esperienza ho rilevato che non è esattamente così. I diversi corpi si compenetrano, quindi sono anche all'interno del corpo fisico. Ad ogni modo, anche le emozioni e i pensieri sono percepibili perché sono vibrazioni.

Questo tipo di vibrazioni sono onde elettromagnetiche che si formano a causa di perturbazioni sia di natura elettrica sia magnetica, e sono in grado di trasportare energia da un punto all'altro. Sono della stessa natura della luce.

Per la fisica tutto nell'Universo ha una vibrazione, ha un suono, un colore, poiché tutto è onda. Questo vuol dire che, quando proviamo un'emozione o emettiamo un pensiero, avviene uno spostamento di energia provocato proprio dall'onda di quell'emozione o di quel pensiero. Possiamo fare diversi esperimenti a riguardo. Ad esempio, se proviamo a percepire con le mani l'aura di una persona, prima e dopo aver formulato mentalmente degli apprezzamenti, possiamo notare una differenza. L'effetto diventa ancora più potente se a ciò che abbiamo formulato mentalmente, diamo una carica emotiva. Lo stesso avviene ovviamente se formuliamo del disprezzo anziché degli apprezzamenti, si noterà una differenza nel campo energetico. Non voglio parlare qui di positività e di negatività, anche perché, come vedremo più avanti, in questo metodo si segue un principio non-duale.

Quello su cui desidero portare la vostra attenzione è solo una dinamica energetica, un movimento di energia che avviene secondo leggi naturali che possiamo vedere per quello che sono, senza costruirci sopra nessun pregiudizio o superstizione.

Se noi ci rendiamo conto di come agiscono alcune leggi della fisica riguardo l'energia, allora possiamo essere in grado di scegliere come pensare e come emozionarci. Mentre, se tutto ciò accade in modo inconscio e inosservato, significa che a livello di coscienza stiamo dormendo sulla meccanicità di questi spostamenti energetici. Poi un giorno ci chiederemo: "Perché mi accade questo?".

Di che sostanza sono fatti le emozioni e i pensieri? Le emozioni sono sempre energia in movimento. Esse rappresentano la carica che può dare forma alla realizzazione di un pensiero. Le emozioni, almeno quelle viscerali, non sono nostre. Cioè non sono create direttamente da noi.

Se noi vibriamo come un certo tipo di emozione, si crea una vibrazione di risonanza e una forza di attrazione con quel determinato stato emotivo. Accade allora che, involontariamente, ci agganciamo a un'emozione che già vibra nel campo energetico del pianeta Terra. Tutto è vibrazione e le vibrazioni si attraggono tra di loro. Ad esempio, se molte persone contemporaneamente si agganciano all'emozione paura, questa vibrazione diventa più forte e il suo potenziale attrattivo si trasforma in una forza ancora più grande.

Se vogliamo utilizzare una metafora, ciò che accade è come se noi, inconsciamente, ci predisponessimo in un certo modo per aprire la porta della nostra casa a una determinata emozione, come se fosse un nostro ospite, e la facessimo accomodare nel divano più bello del nostro salotto. Se la permanenza, di questa emozione nostra ospite, fosse intensa, ma poi si esaurisse in poco tempo, allora saremmo ancora in un processo interiore sano. Significa che l'emozione ci attraversa, la esprimiamo, ma non ci rimaniamo attaccati. Quando invece ci identifichiamo e tratteniamo a lungo quell'emozione, vuol dire che essa si è piazzata in casa nostra, non se ne va e tra l'altro inizia a fare tutto quello che vuole, a comandare e a sporcare dappertutto. Diviene un'emozione inquinante. Sto parlando adesso delle emozioni viscerali. Non c'è nulla di male a vivere le emozioni, ma diventa deleterio quando le tratteniamo troppo a lungo.

La stessa cosa accade con i pensieri. Anche i pensieri non sono realmente nostri, a essi noi ci agganciamo e con essi ci identifichiamo, a tal punto da credere di essere noi in grado di formularli. Quando però tratteniamo un pensiero, lo facciamo girare e rigirare nella nostra testa, diventando così un pensiero circolare. Questo crea un solco e il pensiero prende una forma che, per risonanza, si andrà a sommare ad altri pensieri con lo stesso tipo di vibrazione, formando così delle enormi forme pensiero collettive chiamate egregore.

Allora, da cosa originano i pensieri e le emozioni? Da un'unica Sorgente, dall'unica Totalità, dalla cui fonte nasce il vibrare dell'Universo, con tutte le sue sfumature e tutte le sue varianti, tra cui c'è anche l'insieme delle vibrazioni di cui anche noi siamo fatti.

Le emozioni rappresentano un movimento di energia, che passa attraverso quella struttura illusoria che chiamiamo "la nostra personalità". Le emozioni possono avere frequenze vibrazionali diverse. Le possiamo osservare come una scala di note musicali, in cui ci sono delle note più basse e delle note più alte. Ci sono emozioni con vibrazioni più basse, come per esempio la rabbia, il dolore, la tristezza ecc. e tutte le loro sfumature. Ci sono poi altre emozioni con vibrazioni più alte, come per esempio la gioia, la compassione, la commozione, ecc., che sono tutte sfumature dell'Amore.

Se riusciamo a viverle senza giudizio e senza perciò identificarci in esse, diventano soltanto diversi colori di un unico, naturale, arcobaleno.

Fondamentale è il nostro atteggiamento interiore nei confronti delle emozioni che hanno vibrazioni di frequenza più bassa, le cosiddette emozioni viscerali. Rispetto a queste emozioni possiamo avere soltanto due atteggiamenti interiori, soltanto due:

1° Possibilità:

Identificarci nelle emozioni, il cui effetto collaterale è non gestire tutto ciò che accade nella realtà che ci riguarda.

Identificarci significa credere illusoriamente di essere quell'emozione perdendo di vista che cosa siamo veramente. Questo stato d'identificazione accade soltanto per un unico motivo: non siamo presenti come consapevolezza, non ci siamo, non siamo in casa, stiamo dormendo il sonno millenario della Coscienza Umana, agiamo trascinati per forza d'inerzia da programmi e schemi di pensiero e di comportamento che non sono nostri, agiamo come se fossimo dei robot, delle macchine che reagiscono seguendo un programma, che reagiscono rispondendo a degli stimoli, a degli input, come potrebbe fare un nostro computer.

Questo subire le emozioni porta la nostra vita ad attraversare continue difficoltà in tutte le nostre relazioni umane. La relazione è per noi tutta la vita. Ma la repressione emotiva non è sicuramente un rimedio idoneo per cambiare tutto questo.

Infatti, noi possiamo immaginare il flusso energetico chiamato emozioni come un vulcano di energia, se si blocca l'uscita di questa energia si provocano dei danni e delle esplosioni. Reprimere le emozioni può portare a forti squilibri psichici, emotivi, fino a poter somatizzare delle malattie fisiche, a volte anche gravi.

L'indifferenza è anch'essa un ottimo esempio di repressione emotiva mascherata da un atteggiamento intellettuale-razionale che nasconde un mare in tempesta che porterà effetti collaterali destabilizzanti, mandando alla deriva le nostre più importanti relazioni.

Allora che cosa possiamo fare per non cadere in tutto questo?

2° Possibilità:

Allenarci a prendere distacco dalle emozioni che ci attraversano. Il che significa: sentire l'emozione, vibrare con la musica di quell'emozione, esprimere quell'emozione, mentre la consapevolezza ci permette di osservare il movimento di tutto ciò che si sta scatenando, che si sta attivando, come se fossimo a un teatro.

L'atto stesso dell'osservare significa che siamo presenti con la nostra coscienza e quindi in grado di osservare, altrimenti non lo potremmo fare. Inoltre, l'atto di osservare crea già naturalmente una situazione di distacco dall'emozione.

Le due possibilità sopra descritte, come vi sarete accorti, danno luogo a effetti completamente diversi. Nel primo caso, non essendo presenti, perché identificati nelle emozioni, abbiamo lasciato spazio, nel salotto di casa nostra, a qualcosa che non siamo noi, ma che comincia a gestire la nostra casa, quindi la nostra vita. In questo caso parlo di quelle che abbiamo chiamato emozioni viscerali. Se siamo identificati in esse, saranno loro a guidarci senza conoscere la meta, quindi avremo davanti una realtà deformata e illusoria, come se indossassimo degli occhiali deformanti e che ci offuscano la vista, la vera vista.

Nel secondo caso, prendendo distacco dalle emozioni, una volta espresse, rimaniamo presenti a gestire la nostra casa e la nostra vita, guidandola con la nostra consapevolezza che conosce bene la meta. In questo caso c'è presenza, non c'è spreco di energia, e il nostro comportamento non sarà solo una reazione a qualcosa che dall'esterno ci sta influenzando, ma comincerà a essere Azione.

Quando non siamo più identificati, cominciano a sorgere le emozioni superiori e nel nostro vivere avviene un'alchimia, che consiste in un'elevazione delle frequenze di ciò che viviamo. Questa è la condizione in cui cominciamo a far nascere le espressioni più alte a livello vibrazionale, che appartengono alla sfera del nostro Cuore, che corrisponde alla Voce della Vera Essenza. Cominciamo così a vedere con altri occhi ciò che prima vedevamo attraverso dei filtri che alteravano l'aspetto di tutto ciò che prima osservavamo.

Dove ci può portare questo grande cambio di visione delle cose?

Le cose che vediamo sono sempre le medesime che appartengono alla vita quotidiana personale e collettiva. Tuttavia, quelle stesse cose in cui prima vedevamo bruttezza o limitatezza, in cui si scatenavano giudizi negativi, attacchi o fughe con cui ci difendevamo dalla paura di un qualcosa che non conoscevamo, ora le possiamo vedere nella loro profonda e intrinseca bellezza, fino a coglierne la perfezione di un piano di coscienza decisamente superiore.

Quando raggiungiamo questo stato, in cui usciamo dalla dualità e in cui non ci sentiamo più separati da noi stessi, dagli altri, dal mondo, l'esperienza umana, in tutte le sue espressioni, che non sono più separate in belle e brutte, diventano un nutrimento per la nostra Coscienza. Questa nuova sensazione ci porta a percepire l'espansione, la non limitazione e l'eternità, che sono tutte manifestazioni della nostra vera natura. La nostra vera natura è Amore.

Durante la fase di percezione di una seduta di Lettura dell'Aura, ai fini di sostenere un lavoro profondo di trasformazione, non è utile leggere emozioni e pensieri che attraversano la persona in quel momento.

Infatti, dopo pochi minuti questi possono cambiare perché l'Aura è dinamica, in continuo movimento.

Ciò che invece leggiamo, varia nel tempo in modo molto lento e ci parla del vissuto emotivo, mentale e spirituale della persona.

Si possono rilevare stati emotivi che sono stati trattenuti o che non sono stati adeguatamente espressi. Si tratta di energia trattenuta che genera ristagni in una parte dell'aura o in prossimità di un chakra. Dove c'è un ristagno l'energia non fluisce in modo armonico, là ci può essere un rallentamento e anche una perdita di energia.

Tale debolezza si esprime poi attraverso un malessere e, come manifestazione ultima, si può concretizzare nel corpo fisico sotto forma di sintomo o come materializzazione di determinate situazioni.

Questi due ultimi effetti si hanno quando viene vissuto un disagio in maniera protratta nei piani sottili, un disagio iniziato molto tempo prima. Lo squilibrio, in un primo tempo, bisbiglia, ma poi, se non viene ascoltato, è costretto a gridare sempre più forte, fino alla manifestazione fisica.

Anche tutti i condizionamenti ricevuti nell'educazione informano e plasmano il corpo. Infatti, quando ci sono delle rigidità, addirittura nella mobilità della struttura corporea, può essere accaduto che sia stata data un'informazione inibente fin da bambini, assorbita dalle credenze dei genitori o dall'ambiente circostante.

È stupefacente come, quando si vanno a riconoscere alcune disarmonie, si può intervenire cambiando il tipo d'informazione. A volte la trasformazione è veloce, altre volte occorre un po' più d'impegno, in quanto quello che il corpo porta avanti da tanto tempo e di cui non si è coscienti, è divenuto ormai un meccanismo. Il corpo va quindi rieducato, dando una nuova informazione, ma prima bisogna accorgersi dell'esistenza del meccanismo, altrimenti si può fare ben poco.

Nell'Aura, il corpo emotivo e il corpo mentale, danno informazioni rispettivamente sull'aspetto emotivo e sulla sfera mentale della persona, anche in termini di potenziale. Ci parlano anche di quanto una persona riesce a trovare la forza e la spinta interiore per elevarsi nella verticalità, verso lo Spirito. Questo slancio è anche molto in risonanza con quanto riesce ad abbandonarsi al sentire. E ancora, il corpo aurico emotivo e mentale ci parlano della gestione dei sentimenti e della capacità di presenza nell'accogliere e mettere in pratica le intuizioni della propria vita.

Esercizio n. 3: Riconoscere i pensieri e le emozioni

Mettiti seduto, con gli occhi chiusi, semplicemente rilassando il respiro e il corpo, ma rimanendo sveglio. Prova ora a isolare la tua attenzione rivolta ai pensieri che passano nella tua mente. Individua un pensiero alla volta e, quando avrai visto passare un pensiero, subito scrivilo in una striscia di carta della grandezza di un'etichetta, che ti sarai preparato prima. Fai questo esercizio per qualche minuto con i diversi pensieri che si susseguono, scrivendo ognuno in una diversa striscia di carta. Etichettare i tuoi pensieri, chiamandoli con il loro nome, ti aiuterà a fare ordine nella tua mente e ad avere maggiore lucidità mentale. Questo può accadere perché allenandoti a osservare i tuoi pensieri andrai a fare luce su quel dialogo interiore che continuamente e meccanicamente accade, rendendotene più cosciente.

Una Via Spirituale

L'aspetto spirituale in questa visione si delinea quando le sfumature dell'anima colorano i giorni della vita della persona.

Dall'aura si possono rilevare i colori e le caratteristiche che parlano delle tematiche dove una persona ha più difficoltà e dove ci sono squilibri o limiti da riportare in equilibrio, per imparare a sviluppare ed espandere delle qualità.

Per tutta la vita si affrontano questioni più o meno impegnative e che non sono fine a sé stesse, ma rappresentano un'autentica scuola esplorativa in tutte quelle che sono le possibilità della vita e ci aiutano ad elevarci.

Nell'aura non consideriamo aspetti negativi e positivi. Tutto quello che è da riequilibrare non ci porta poi così lontano da tutti quelli che sono i potenziali.

Il Dott. Bach diceva che dietro ai nostri squilibri e alle nostre difficoltà risiedono le nostre migliori qualità. Ecco che allora le difficoltà diventano grandi occasioni per imparare preziose lezioni, per accorgerci se ci stiamo allontanando dal percorso della nostra anima e per portare dei correttivi in ogni momento.

Uno schema ciclico da riequilibrare può avere quindi la stessa vibrazione di un talento, se sviluppiamo una visione non-duale.

Nell'aura si possono rilevare anche direttamente quelle che sono le predisposizioni innate di una persona. Queste ultime, a volte, sono già per intero o in parte espresse, ma spesso sono sfumature che devono ancora sbocciare e che si dispiegano nel corso della vita.

Esse cominciano a essere coltivate una volta che vengono riconosciute e se ne prende contatto. Sto parlando dei talenti animici, quei talenti che la nostra anima porta con sé da altre vite.

Tutti gli schemi limitanti che viviamo nei nostri primi anni di vita, come ad esempio il rifiuto, l'abbandono, l'umiliazione, il non essere ascoltati, i giudizi, le costrizioni e le ingiustizie, aprono delle ferite che, apparentemente, vengono inflitte nella personalità, ma che invece hanno anche a che fare con l'anima.

Nelle diverse vite che un'anima attraversa, a volte, si trova di fronte a situazioni che hanno un forte impatto nel campo energetico che ne registra la gravosità. È come se una parte di essa rimanesse impigliata in quei frammenti di esistenza. Quindi, l'incarnazione rappresenta la possibilità di rimettere in scena quel tipo di sensazione, anche se con cornici completamente diverse, fino a imparare ad accogliere, amare e integrare quel sé che ha vissuto tali ferite. La conseguenza, oltre che il rimarginarsi delle ferite, è anche di nuovo l'espansione di quella parte che si era contratta, che viene riscattata, ripetendo però sempre un'esperienza simile.

L'esperienza sarà simile a quella vissuta nelle altre vite, ma mai identica. Infatti, se noi posizioniamo il nostro schema, ad esempio dell'abbandono, su di una spirale ascendente, ad ogni salto quantico, da una voluta all'altra della spirale, lo schema richiede energia per trovare la spinta per elevarsi. Ogni volta che c'è un salto nella verticalità della spirale, avviene una trasformazione, perché quello schema verrà in parte ripulito e raffinato.

Si tratta di un vero e proprio processo alchemico, che andrà avanti di spirale in spirale, di vita in vita, fino a che da quello schema nasceranno delle qualità da mettere a servizio.

L'anima quindi, vestendosi di una personalità, permette di attraversare l'esperienza terrena e di sperimentare l'alchimia. Del resto, lo Spirito, che è un unico campo vibrante, per contemplare sé stesso e la sua propria bellezza, si deve rispecchiare in qualcosa. Ed ecco che, la sua frammentazione in diverse anime, gli consente di rifletersi. Si dice, infatti, che lo Spirito è ovunque. I nativi americani parlano del Grande Spirito. In effetti, lo spirito impregna tutto ciò che vibra, cioè tutta la vita, anche laddove riteniamo che ci sia solo materialità.

È un errore considerare una via spirituale come scissa dalla vita quotidiana. È un'unica esperienza. Non è un caso che la radice della parola Spi-rito e Spi-rale sia la stessa e, che l'energia, nel suo aspetto più profondo, abbia un moto naturale che segue sempre una forma a spirale.

Qualche volta, le persone, nelle sedute individuali di lettura dell'aura, chiedono di scoprire qual è il loro progetto di vita o il loro compito in questa loro esistenza e si aspettano che gli venga detto qualcosa di veramente speciale, perché tutti vorrebbero sentirsi speciali. Ma quale compito possiamo avere, se non quello di essere partecipi all'alchimia della vita, con tutto quello che viviamo con noi stessi e nelle nostre relazioni, con soddisfazioni e travagli compresi.

Il nostro compito è sempre quello di trovare la spinta per elevarci, per vincere la forza di gravità ed innalzare la nostra verticalità spirituale, affinché il Divino possa guardare attraverso i nostri occhi. Quindi, non trascuriamo di considerare che cosa sta vivendo la nostra personalità, che non è altro che un filtro, anche se a volte un po' deformante. Per arrivare a vedere i colori con cui risplende la nostra anima.

Il campo energetico dell'aura è un libro infinito, di cui noi riusciamo a leggere solo poche pagine per volta, e che ci racconta il cammino di un'anima sulla via della sua esistenza.

Alcuni pensano ancora che riuscire a leggere l'aura sia solo per pochi iniziati che hanno vissuto a fianco di maestri oppure di sciamani di popoli nativi. Io non condivido questo pensiero, anzi credo che tale mentalità poteva andar bene nei tempi in cui c'erano solo poche cerchie d'iniziati.

Oggi, invece, certe conoscenze, sono alla portata di molti, anche se spesso si scivola nella superficialità e si rischia di alterarne la vera essenza e l'autentico significato.

Ogni persona è comunque collegata alle sue diverse vite. Nell'intreccio delle vite non c'è linearità e ognuno può aver già fatto infinite esperienze iniziatiche, anche se, in questa vita, solo apparentemente, sta vivendo qualcosa di diverso.

Ognuno ha innumerevoli capacità, magari ancora latenti, da risvegliare.

Percorrere una via spirituale non significa comunque sfoggiare capacità e conoscenze, ma diventare adulti, uscire dalla storia personale per servire la Totalità e immergerci nuovamente nell'Oceano Divino. Oggi, tra l'altro, si stanno recuperando antiche tradizioni, che riportano tutte a un'unica civiltà antidiluviana, dove risuona potente l'unione e l'alleanza tra l'Uomo e il Divino.

La via spirituale non può essere rappresentata da un insieme di pratiche che non hanno nessuno sbocco nella vita quotidiana. Essere spirituali non significa per forza seguire speciali percorsi iniziatici, perché siamo già tutti esseri spirituali. Semplicemente alcuni hanno avuto maggiori comprensioni e hanno fatto più esperienze. Sono come i nostri fratelli maggiori. Altri ancora, e per la verità nelle diverse epoche sono stati sempre molto pochi, sono considerati maestri, perché si sono liberati dai tanti condizionamenti e hanno ripulito la loro vista, cominciando a essere dei fari per le altre persone.

I maestri hanno mostrato delle vie di risveglio, sono stati d'esempio, ma sono rimasti uomini con le loro caratteristiche umane, quindi non andrebbero venerati e seguiti come se fossero Dio. Per un discepolo, un maestro, deve essere uno specchio, colui che gli mostra i suoi limiti e le sue qualità, ma non si potrà mai sostituire a lui.

Possiamo comprendere cosa ci mostra un maestro, se ne abbiamo la coscienza, proprio perché è un essere umano, fatto come noi. Non serve idealizzarlo perché vorrebbe dire non accogliere la sua umanità e non vedere che ognuno può raggiungere quello stato di maestria. Guardare dentro questo specchio, consente di vedere in profondità attraverso i suoi occhi e di assottigliare sempre di più l'intervento dell'ego. Il rischio è, per molte persone, di ricercare un genitore di cui hanno ancora bisogno nella figura del maestro, sviluppando una dipendenza che non fa crescere. Dall'altra parte, alcuni maestri, soprattutto di oggi, si sono autoproclamati maestri dal profondo del loro ego. Questi ultimi ovviamente sono falsi maestri.

Per elevarsi spiritualmente non si possono saltare dei passaggi. Occorre partire dal basso, dall'incarnazione, dal nostro radicamento e vivere pienamente, con equilibrio, tutte quelle funzioni che riguardano il nostro corpo e la nostra vita. È importante curare la nostra sfera affettiva, le relazioni umane in genere e la nostra stabilità economica. Non possiamo elevarci dunque, se prima non ci siamo dati la spinta dal basso, se prima non ci siamo calati completamente a vivere, con apertura, anche tutto ciò che ci costa fatica e su cui ci siamo creati dei pregiudizi.

Prima dobbiamo imparare a rispettare il nostro corpo e a provvedere a tutti i suoi bisogni, dobbiamo imparare ad amare e ad accettare la nostra vita, con tutto ciò che ci presenta, per onorare tutto il lavoro e l'impegno che la nostra anima ci sta mettendo per fare l'esperienza dell'incarnazione. L'elevazione arriverà da sé, quando inizierà per noi un nuovo ciclo.

Tutto è ciclico e, alla fine di ogni ciclo, c'è un salto da fare, un passaggio verso il ciclo successivo, dove ritroveremo noi stessi. Saremo trasformati, con delle altre situazioni da affrontare, più sottili, ma che ancora restano collegate a ciò che è stato trasceso. È come un unico motivo musicale, che assume toni sempre più alti, a mano a mano che abbiamo trasformato ciò che limitava il nostro essere, a mano a mano che ci siamo ripuliti e liberati dalle scorie non più utili alla nostra crescita spirituale. E l'alchimia continua.

Alcune frequenze che ci ancorano ancora a un passato non più adeguato a noi, quando ci eleviamo, si trasformano più velocemente. Le emozioni superiori cominciano a emergere e a trovare spazio, tutte quelle emozioni che scaturiscono da un sentire più sincero e autentico. Sono le emozioni con frequenze più alte e che appartengono alla sfera del Cuore.

Cominciamo allora a sviluppare altri occhi. La frase "vedere con gli occhi del Cuore", ha un grande significato. Il nostro cuore ha un campo magnetico ancora più grande di quello del cervello. Ha una forza guaritrice molto potente. Pensate a tutte le volte che abbiamo sofferto pesantemente, quanti colpi ha ricevuto il nostro cuore e come ha avuto la forza di farci sopravvivere.

Quando leggo l'aura delle persone, vedo tanti cuori appesantiti da dolori che non sono stati trasformati, ma allo stesso tempo dietro c'è una forza che spinge sempre verso l'espansione.

Il nostro cuore conosce i nostri disagi, ancora prima che si manifestino fisicamente, quando hanno ancora la forma di note stonate a livello del corpo spirituale nell'aura. Se dunque noi lo ascoltiamo, oltre che fornirci importanti comprensioni, ci dà anche delle soluzioni.

Esso ci parla, ci dice quando è necessario cambiare strada e come intervenire. Il nostro cuore ha a che fare con la nostra anima. Quando ci troviamo in un luogo, in una situazione, dove sentiamo che qualcosa ci crea disagio, proviamo ad ascoltarla, non per fuggire, ma per imparare qualcosa di noi stessi.

La nostra anima conosce la strada spirituale, non lasciamo quindi che sempre sia la personalità a guidare, senza sapere dove andare. Non soffochiamo la voce della nostra anima, essa è la via che illumina la strada verso casa.

Nella lettura dell'aura, quello che possiamo fare, è essere facilitatori, per aiutare una persona a vedere come agisce lo Spirito nella sua vita materiale, utilizzando nella pratica tutte le comprensioni spirituali, senza scindere nulla, ma integrando.

Il sostegno che diamo è quello di accompagnare una persona a prendere contatto con la sua parte più intima, accettando ogni aspetto di sé, per favorire un profondo e importante processo di guarigione.

Esercizio n. 4: Trasformare le difficoltà in talenti

Scrivi un elenco delle tue difficoltà, o almeno di quelle situazioni che vivi con disagio e dove ti senti limitato, lasciando a fianco una colonna vuota. Dopodiché, passando uno per volta i punti del tuo elenco, individua quale potenziale, capacità o possibilità viene limitata da ogni difficoltà. A questo punto scrivi a fianco a ogni difficoltà il talento che si nasconde dietro di essa. Prenditi tempo per svolgere questo esercizio, considerando un punto per ogni giorno, potrebbero volerci anche diversi giorni o settimane per ogni elemento, non ti porre dei limiti temporali. Quando avrai esaurito tutto l'elenco, puoi passare alla seconda fase dell'esercizio. Ora focalizzati solo sui talenti. Medita su ognuno di essi. Soltanto un talento per ogni giornata oppure per più giorni. È a tua discrezione. Cerca infine di intuire come poter espandere e manifestare maggiormente ogni talento nella tua vita e poi metti in pratica.

Non-Dualità

Nella Lettura dell'Aura con il Metodo Lecopea viene utilizzato un approccio di Non-Dualità: nell'Aura non c'è nessuna energia/entità positiva o negativa, ma soltanto energia neutra, su cui la coscienza umana proietta il suo vissuto, le sue paure e i suoi desideri.

Riporto di seguito un articolo che ho scritto qualche mese fa per introdurre l'argomento.

La Sensitività Esiste nella Non-Dualità

"Specifico in breve cosa intendo per sensitività. La sensitività è la pratica della percezione, attraverso l'utilizzo della modalità più sottile dei cinque sensi fisici, oltre che l'utilizzo dei sensi interiori. A questi ultimi si aggiungono altri sensi ancora più sottili che, specie oggi, si stanno naturalmente sviluppando in molte persone, con veloci espansioni di coscienza che permettono di accedere velocemente a frequenze più alte.

In ogni caso, ci tengo a parlare della non-dualità della sensitività, per sfatare alcune credenze che appartengono a un retaggio medioevale e che ancora fanno presa sulle paure della gente o comunque a una mentalità che tende a separare ogni cosa, una mentalità dove si è sempre vittime di influenze che ci possono colpire.

Spesso la frammentazione contenuta nella dualità può essere eccessiva, può derivare da forti squilibri della personalità, da problematiche sviluppate nei confronti dei genitori, in questi casi sarebbe meglio affidarsi a un buon lavoro psicoterapeutico, almeno per ritrovare equilibrio. Oggi si parla tanto di Legge di Risonanza e di Attrazione e, queste due leggi di natura non si possono scindere dalla funzionalità dell'energia. L'energia è unica, non è né positiva né negativa. Essa può però essere focalizzata in forme diverse.

Il guaio è che la focalizzazione è spesso inconscia e non avviene volontariamente. Ci sono dinamiche inconsce individuali che continuano a organizzare situazioni ad hoc per noi. Infatti, queste dinamiche creano un certo tipo di risonanza che attira situazioni, persone, eventi che hanno quel tipo di frequenza, per via della Legge di Attrazione. Queste dinamiche, seppur inconsce, risuonano nel campo energetico di una persona e possono essere rilevate con una lettura dell'aura. Esse si possono percepire laddove si trovano squilibri nell'aura. Allenarsi a percepire se stessi, rende più consapevoli di alcuni movimenti energetici che hanno luogo dentro e intorno a noi, per arrivare poi a favorire la trasformazione di alcune dinamiche. Sensibilizzarsi verso se stessi, consente di essere maggiormente sensibili anche nei confronti degli altri e di tutto ciò che in qualche modo può influenzare la nostra vita. Sicuramente questo tipo di visione ci responsabilizza molto di più, in quanto ci mette di fronte a ciò che nella nostra vita va riequilibrato, ci mette di fronte inoltre alle nostre paure, e se le cose non vanno non è colpa di qualcun altro, della società o della vita.

In questo tipo di visione non esiste la "sfiga" (= sfortuna), ma solo la responsabilità di ognuno e la possibilità di rendersi più consapevoli. Ovviamente nessuna colpa, perché comunque la vita e i suoi meccanismi accadono. Quello che noi possiamo fare è predisporci a risvegliarci e poi avere fede, in quanto anche il risveglio accade. Nel frattempo, possiamo però imparare ad amarci e ad amare la vita che si manifesta in ogni forma che appare ai nostri occhi. Per tutto ciò che ho appena affermato, con questo tipo di visione non-duale, si diventa emotivamente più intelligenti e, a livello di coscienza, più consapevoli, più aperti alla conoscenza di se e dell'Universo.

Perché ho fatto tutta questa premessa che apparentemente non centra nulla con la sensitività? Mi capita di frequente che, durante le sedute di lettura dell'aura, mi sia richiesto di rilevare entità negative attaccate all'aura e di ripulire l'aura da queste ultime.

Quando affermo che non vedo negatività, ma solo energia che si muove in un modo oppure in un altro, qualcuno rimane un po' deluso perché è convinto che, se alcune cose non vanno bene nella sua vita, è responsabilità di entità esterne a se oppure di maledizioni che qualcun altro gli ha lanciato addosso. Perciò, come operatrice, (sempre qualcuno di esterno alla persona interessata) gliele dovrei togliere. Ricordatevi la Legge di Risonanza e di Attrazione. Non metto in dubbio che ci si possa sentire o essere inavvertitamente influenzati da qualcosa che consideriamo esterno, ma quando ci rendiamo conto che non c'è separazione tra esterno e interno, allora cade quel confine di responsabilità e ci ritroviamo a doverci confrontare con noi stessi, per trasformare la risonanza e migliorare le questioni della nostra vita. Ci accorgiamo perciò che quello che avevamo prima considerato come esterno e separato da noi, è in realtà un riflesso, uno specchio profondo di tutto quello che ancora non abbiamo integrato e guarito dentro di noi.

Apparentemente è più comodo pensare che un'entità negativa si sia appiccicata alla nostra aura causandoci dei danni, piuttosto che auto-osservarci e favorire un nostro naturale riequilibrio, con trasformazioni radicali e senza recidive. In realtà non si potrebbe nemmeno parlare di comodità nell'attitudine duale appena descritta. Perché, tra gli effetti di questa attitudine duale, troviamo spesso il brancolare nel buio e il crogiolarsi nei propri malesseri. Tutto ciò ci fa vivere lontani da noi stessi, perché ci fa sentire sempre proiettati verso un illusorio mondo esterno e rinforza, in questo stato di frammentazione, le nostre paure. L'osservazione di sé può sembrare impegnativa, ma è quello che ci permette realmente di essere nel cambiamento, che altrimenti non può avvenire in uno stato di totale dimenticanza, dove sembra che tutto accade quasi per caso, anche se quello che accade riflette semplicemente quello che siamo e non accade mai per casualità. La bella notizia è che noi possiamo essere partecipi anziché succubi di tutto questo. Inoltre, l'osservazione, ovviamente l'osservazione neutrale, ci consente di riconoscere le cose per quello che sono, senza sovraccaricarle di inutili allegati, con distacco. Essa ci permette di avere una visione d'insieme. Così come, quando guardo l'aura di una persona, ho una visione d'insieme dell'energia che si muove e che danza davanti ai miei occhi. Non c'è alcuna separazione, semmai ci sono sfumature diverse. E' come contemplare un dipinto o ascoltare una sinfonia.

L'osservazione ci consente quindi di percepire, senza interpretare razionalmente, e di unificare ciò che non è mai stato separato. Quando percepiamo con questa modalità la nostra aura, non vedremo entità negative o positive, ma vedremo forme nelle forme, con illusori confini. Vedremo la proiezione di ciò che siamo e che intimamente stiamo vivendo. Infatti, quando riusciamo a guardare tutto questo con distacco, anche le forme pensiero eteriche si scaricano dalla loro forza, perché noi non le stiamo più nutrendo. Stiamo liberando l'energia, che è unica e segue movimenti naturali, che sono sempre ricorrenti in natura. In questi movimenti di energia, che si concretizzano nelle forme di Madre Natura, ritroviamo gli archetipi, quelle eterne forme che parlano un linguaggio che non è né nostro né di nessuno, ma è il linguaggio cosmico."

Lo stesso lavoro con la Lettura dell'Aura, nel metodo Lecopea, tratta tematiche che riguardano la personalità, ma che allo stesso tempo riguardano l'Anima, come una cosa sola e, solo come passaggio, per trascendere in una Totalità che non richiede nessuna frammentazione, neanche fra le anime.

Le persone hanno bisogno di conforto ed ecco perché tutti ricorrono a qualcosa che le faccia stare meglio, dalle diverse tecniche e discipline olistiche, alla terapia, fino ad arrivare a qualsiasi altra cosa di cui le persone hanno bisogno come forma di conforto.

Ricordiamoci però che questo è solo un passaggio, una preparazione a una non-nascita e a una non-morte. Dobbiamo prima accorgerci di vivere frammentati e accorgerci anche dell'illusorietà di tale frammentazione, per fonderci di nuovo con il Tutto.

Guardare le nostre ombre come un'Unità con il Tutto è indispensabile per alleviare la separazione e quindi per assottigliare i nostri squilibri, fino a vederli totalmente disgregare, come fantasmi alla luce del sole della consapevolezza. Ripeto, dove c'è eccessiva frammentazione della personalità, c'è prima di tutto bisogno di ritrovare un po' di equilibrio, di ricreare delle basi un po' più compatte, attraverso percorsi terapeutici. I percorsi di ricerca personale e di risveglio non possono sostituire la terapia. Altrimenti il rischio è quello di avere un effetto contrario e di andare ad accentuare gli squilibri.

I lati d'ombra sono quegli aspetti di noi che non riusciamo a vedere con la consapevolezza, sono colorati dalle nostre paure, dalle incertezze, dall'orgoglio, dalla perdita d'interesse per la vita, dal senso di solitudine, dal senso d'ingiustizia, dai giudizi, ecc. Essi sono utilissimi, quando li riconosciamo, li integriamo e li amiamo, per darci la spinta verso la trasformazione e l'elevazione. Finché invece non li accettiamo, siamo in uno stato di guerra che continuiamo a proiettare in tutto ciò che viviamo.

Tutti questi stati d'ombra o di luce che siano, sono la stessa cosa e non li abbiamo creati noi.

Nella Totalità è già tutto contenuto, tutte le forme e tutte le situazioni. La grande illusione è, infatti, quella di farne una storia personale e di non comprendere che tutto questo è nell'accadere. Gli antichi conoscevano lo stato di unità e avevano coscienze diverse dalle nostre.

Parlo di un tempo in cui il senso di dualità era molto più debole. Già i maestri, come epoca in cui hanno vissuto, più vicini a noi, hanno parlato della lotta tra il bene e il male con una visione molto duale. Ma ci sono stati maestri molto più antichi che hanno tramandato una conoscenza cosmica fuori dal tempo e che riguardava proprio questo unico campo olografico, senza confini e senza divisione di alcun tipo, come se tutto fosse fatto della stessa sostanza e creato dalla stessa e unica Sorgente.

Le coscienze degli esseri umani hanno subito una caduta che li ha portati nell'oblio rispetto a tali conoscenze.

Non credo nelle punizioni, inflitte dai piani divini, per colpire l'ego degli esseri umani, sotto forma di catastrofi che hanno annientato interi popoli, ma piuttosto in qualche enorme e naturale evento, tanto grande da traumatizzare i sopravvissuti che hanno così perso la memoria di come funziona l'Universo.

Ogni esperienza che nella vita terrena facciamo è un tesoro prezioso, senza alcuna differenza tra un'esperienza e un'altra. Ognuna getta un seme affinché noi possiamo avere la possibilità di attraversarle tutte, ma senza appartenere a nessuna.

Rilassando tutte le tensioni, create per sostenere l'illusione, si entra nello stato di liberazione, uno stato che ci consente di vivere in questo mondo, ma senza essere di questo mondo, perché in realtà non ci sono più confini tra i mondi e nessuno o nulla da testimoniare.

Diventiamo semplicemente dei cantastorie, perché vediamo tutte le vicende delle nostre vite come delle storie inventate per intratenerci. Tutti i nostri sentimenti, le emozioni, i pensieri, gli affanni, le interpretazioni razionali o spirituali, tutto fa parte della storia.

Nella Totalità c'è un'unica sola cosa, l'Amore, che non possiamo vivere finché non apriamo gli occhi. Quello che noi chiamiamo amore è un'altra cosa, se è frutto della dualità, prevede delle condizioni e la conseguente continua lotta per ottenere questa falsa espressione dell'amore.

Nella visione che porto, anche attraverso questo metodo di Lettura dell'Aura, parlo del percepire, nel senso che durante la pratica della lettura non c'è differenza e non c'è separazione tra chi percepisce e chi viene percepito.

Gli allievi spesso fanno fatica a entrare nel percepire perché sono stati abituati, come tutti, a considerare un "se" separato da tutto ciò che è esterno a loro.

Poiché l'indicazione che do è di percepire Se stessi per percepire l'altro, considerando se stessi e l'altro come un unico campo energetico, mi viene di frequente chiesto: "Quello che ho percepito è mio o è dell'altra persona?", la risposta è sempre: "Non è né tuo né dell'altro, ma fa parte del percepire".

In questo metodo, è importante uscire dal senso di separazione e lasciarsi andare alla percezione, facendosi da parte.

Bisogna comprendere che non ci sono né io né l'altro, ma c'è soltanto energia. Quello che chiamiamo altro, anche se in quel momento è il mio cliente ed io sono l'operatore, è fatto della mia stessa sostanza e addirittura rispecchia tutte le mie dinamiche interiori, altrimenti come potremmo comprenderlo? Un campo aurico è dunque un campo energetico neutro, dove viene proiettato tutto ciò che chiamiamo vissuto umano, funziona come lo schermo bianco del cinema, sopra al quale viene proiettata una storia. La nostra storia.

Esercizio n. 5: Riconoscersi nello Spirito

Tieni presente che anche la tua anima è frutto di una frammentazione e che non va confusa con lo Spirito. Nello Spirito tutto è unito.

Mettiti tranquillo, a occhi chiusi. Rilassati interiormente, dando l'intento di lasciare la presa e di liberare la tua anima dai pesi illusori, dovresti sentire un senso di liberazione e di cedimento di ciò che richiede uno sforzo, tanto da sconfinare questo spazio dentro di te. Percepisci poi il confine della tua parte più densa, quella che normalmente chiamiamo corpo fisico. Quando l'hai ben delineata, prova a spostare questa linea di confine con il tuo intento, spostala gradatamente sempre più in là e osserva se la tua percezione riesce ad estendersi oltre questa linea di demarcazione, arrivando fino a qualche metro di distanza dal tuo corpo fisico. Ricordati poi di tornare al punto di partenza, ossia a quello che senti come il limite del tuo corpo fisico. Prova a osservare ora con neutralità tutto ciò che ti attraversa, pensieri, emozioni, sensazioni e dai l'intento di elevare tutti questi elementi in un movimento verticale spiraliforme, per innalzare tutto quello che vivi al cospetto dello Spirito. Osserva ciò che accade, potresti ad esempio vedere che tutte le forme si dissolvono.

La Lettura dell'Aura oltre le Tradizioni

La Lettura dell'Aura è una pratica che si perde nella notte dei tempi. Ne viene riportato l'utilizzo nelle diverse civiltà antiche. La ritroviamo presso gli antichi egizi, i greci, gli antichi romani, presso gli esseni, nei celti, presso gli sciamani americani. Pur avendo incontrato queste diverse civiltà in differenti vite che mi appartengono, sento di non soffermarmi presso di esse, di cui tanto è già stato scritto, ma di dover ricercare delle radici ancor più profonde riguardo alla pratica che tanto mi sta a cuore. Soprattutto la Lettura dell'Aura viene, in Occidente, associata al popolo esseno perché ci sono stati degli autori che hanno focalizzato la loro ricerca solo su di essi.

Qualsiasi ricerca intraprendo, mi riporta sempre a lei, alla Dea Madre. La Dea è un archetipo del femminile sacro, rappresentato, in tutte le sue sfumature, dalle divinità che ruotano intorno al culto della Dea Madre, che prendono nomi diversi, in base alla cultura da cui le consideriamo.

La vedo venire verso di me, come bellissima donna, dai lunghi capelli, che sprigionano forza e magia, dai movimenti sinuosi e determinati allo stesso tempo. A volte la vedo vestita di rosso, altre volte vestita di blu, come a rappresentare che lei è sia il giorno sia la notte. Tale visione risveglia in me la volontà di manifestare quel potere insito in ogni donna, che mi ha aiutata a superare tanti momenti difficili e ad avere il coraggio di osare nella vita, anche in quelle imprese che sembravano impossibili. Vedo le sue sacerdotesse, cerchie di donne, custodi del Fuoco Sacro, che hanno saputo proteggere e tramandare la conoscenza, anche nei tempi più bui dell'umanità. Come non coglierne la potenza, la grazia e la bellezza. Il significato arcaico di verginità racchiude in sé l'essenza di queste donne e ci riporta al principio d'integrità. Mantenendo la loro integrità, esse hanno garantito alla loro forza di non essere sperperata e di rimanere focalizzata nell'espressione della Dea, per portare guarigione spirituale nel mondo. Le sacerdotesse, con la loro integrità, hanno potuto essere ponte tra questa realtà e i mondi invisibili.

Oggi, sulla spiaggia di Taganana, chiudo qualche attimo gli occhi e ancora le vedo, le sacerdotesse, in cerchio, mentre condividono e passano semi di conoscenza, mentre disegnano simboli sulla sabbia, spirali, soli e segni che non conosco. Su questa terra, lambita dall'Oceano Atlantico, su questo mare, vedo quella che fu una colonia di Atlantide, la vedo dall'alto, ha forma di spirale. All'interno di essa ci sono delle insenature, bagnate da fiumi dall'acqua verde, luoghi nascosti dalla vegetazione, dove pochi possono accedere, dove vedo altre sacerdotesse che operano in segreto, che sono riunite per prendere decisioni importanti. Queste donne chiaroveggenti e sensitive hanno intuito eventi che cambieranno il loro mondo. Esse hanno una visione allargata dell'Aura della Terra e della sua connessione con il Cielo e, hanno fatto in modo di preservare la conoscenza, affinché non morisse sepolta dai tormenti temporali dell'Umanità. Del resto, la parola *tradizione* deriva dal latino *tradere*, che significa consegnare.

La vibrazione delle origini, in cui regna un'unica civiltà, prevalentemente matriarcale, è ancora presente nella Natura e negli angoli dell'Eternità. Basta osservare le forme della Natura per riconoscere i manufatti divini, di una divinità che non è settoriale, che non è né uomo né donna, una divinità che utilizza le forme come tramite dello Spirito, pur essendo oltre le forme.

Contemplare le forme della Natura è un'ottima pratica per richiamare in noi la capacità di focalizzare l'energia. Rappresenta uno stimolo a mantenere nel nostro corpo le sacre proporzioni, ma è soprattutto un esercizio per suscitare armonia nel nostro essere.

La Lettura dell'Aura e la cura del Campo Aurico sono state praticate, oggi diremmo in maniera olistica, per guarire il Corpo e l'Anima. Lo scopo fisico e quello spirituale non sono disgiunti. La priorità d'intenti va sempre rivolta all'elevazione evolutiva della persona.

I Corpi Sottili dell'Aura rappresentano un ponte tra la fisicità intesa come condensazione di energia, con la funzione di esplorare le nature inferiori, e le Dimensioni Spirituali dei Piani Divini. Infatti, il Campo Aurico raccoglie energia, per poi ridistribuirla nel corpo e irraggiarla verso i piani superiori.

La parola Aura deriva da Aurum = Oro. Questa definizione riporta a quel tempo leggendario chiamato Età dell'Oro, in cui le Auree degli esseri umani erano splendenti come l'oro. Quello era un tempo in cui regnava il benessere, la pace, la trasparenza e la consapevolezza della solarità degli esseri. Poi c'è stata una caduta di coscienza che le Auree hanno cominciato a riflettere, sviluppando quegli squilibri che parlano di un'attitudine non più così trasparente, ma in buona parte inconscia. Un nuovo stato di coscienza quindi in cui scivolò l'Umanità. Uno stato però che rimase portatore anche di potenti semi evolutivi, con la possibilità di ritornare a splendere come la luce del Sole.

Ero sulla spiaggia di Tachero e guardavo le enormi onde lambire la riva con tanta forza e impegno. L'infrangersi sugli scogli mi ha ispirato una chiara metafora.

"L'intenso moto propulsivo dell'acqua oceanica porta con sé la vastità e la profondità abissale. Tuffi di acqua nell'acqua sprigionano l'essenza dei geni marini. I segreti del mare non si possono scorgere nella sua superficie. Essa rappresenta solo lo specchio di ciò che è racchiuso in quello spazio vorticoso che conduce fino al fondo. E' proprio nel buio profondo che avviene l'alchimia, che purifica e distilla l'animo in sostanza brillante. Una sostanza che sfreccia spregiudicata, per soffiare nel cuore degli uomini, la pura voce femminile del Mare."

Quando si parla di Lettura dell'Aura, come ci insegnano le antiche sacerdotesse e le Madri Ancestrali, non si può assolutamente rinunciare al percorso alchemico di trasformazione delle proprie ombre, altrimenti metteremmo acqua fresca in un vaso sporco, finendo per inquinarne la limpidezza e, nell'acqua torbida, è difficile vederci chiaro. Per vedere veramente l'Aura è necessario impegnarsi a destrutturare i condizionamenti e le false credenze, per non permettergli di deformare o, comunque ostacolare la nostra vista. Il percorso attraverso se stessi va oltre le tradizioni, ma è sempre stato un passo obbligato per l'uomo che anela a risvegliarsi.

Il Principio Femminile

**Dedicato alla Dea Madre
Visione di Donna**

"Ti vedo vestita di cielo
con la grazia nel corpo
con la presenza negli occhi.
Nessuna divagazione, totale intensità
e tanta dolcezza e bellezza.
Un accenno del tuo sorriso e fioriscono gli animi.
Un lieve tocco della tua mano
e svanisce ogni ferita.
Ti vedo mentre ti colori di rosso
sensuale, avvolta dal riflesso del sole
accenderti di fuoco sacro
con la passione nel cuore
con l'integrità di chi sa
e preserva il sapere
e tramanda la vita.
I tuoi occhi, il ponte tra i mondi.
Le tue braccia raccolgono anime.
Il tuo potere è in ogni luogo
Tu sei il giorno e la notte.
Tu sei la terra e il cielo.
Tu sei."

Il Principio Femminile è quel principio fluido che sostiene la vita, la culla morbidamente tra le sue braccia con fare materno e, per custodirla, instilla soavemente nell'animo la pazienza dell'attesa.

Esso concepisce il quadro della Creazione, Sorgente Divina, e dispiega il ventaglio della Creatività, mostrandoci Creazione e Creatività nel loro senso più intrinseco. Rappresenta la dignità di ritirarsi dietro a un velo, con la grazia nel cuore, nello spazio intimo dell'accoglienza.

L'energia femminile è il ponte tra i mondi. E' l'artefice della connessione diretta con la Natura e con le sue dolci manifestazioni.

Anticamente ci sono state civiltà che veneravano il culto della Dea Madre, in cui le donne che alimentavano il fuoco della Dea, coltivavano in se l'integrità. Tale qualità permetteva loro di incarnare i diversi aspetti del femminile, sublimandoli, e consentiva inoltre di essere autonome dal giogo dell'uomo. Quindi queste donne sprigionavano senso di libertà, spontaneità e bellezza.

Esse mantenevano una fragranza pura e inviolata. Il corpo della Terra, il corpo della Dea, il corpo di queste donne e di riflesso il corpo dell'umanità sono un pulsare cellulare di vita e di vibrazione.

L'integrità è una solida base, generatrice di forza e potenza. L'energia femminile è quell'alito sottile che muove e fa tremare le acque quando tutto ristagna, stimolando il rinnovamento.

Alle origini dell'umanità, essa veniva riconosciuta nella sua valenza più intima e, per questo, le donne venivano considerate importanti e non perché fossero superiori all'uomo.

In queste società matriarcali, infatti, all'uomo veniva riconosciuto l'importante ruolo di essere di sostegno e di protezione.

L'energia femminile va al di là dell'essere donne o uomini, è solo portatrice di determinate caratteristiche, così come lo è quella maschile. Si tratta di archetipi, il cui significato ci riporta alle origini.

L'energia femminile è direttamente connessa alla Sorgente Divina per quanto riguarda la Creazione e, come tale, nel suo trascendere è qualcosa che non è più né femminile né maschile, ma è una forza unificante.

Camminando con attenzione attraverso un bosco, può accadere di percepire innumerevoli sensazioni artefici dell'intensificarsi dell'intima fusione con la Natura.

Rimanendo nella semplicità e, in assenza di chi percepisce, si fa spazio il fruscio delle foglie, lo scricchiolio dei rami, il respiro odoroso della Terra, lo scalpitare delle corse di un animale selvatico, l'affermarsi di una chiazza di fiore nel prato, l'umido che trasuda dai fili erbosi, il fresco nelle narici sature di sensazioni e la pelle vibrante di emozione. Allora potrebbe accadere di vedere elevarsi dagli abissi dell'inconscio il canto delle donne ancestrali. Esse sono le antiche custodi della vita, che in ogni epoca si sono fatte tramite di un canto di guarigione. La loro canzone è l'espressione della Dea Madre, potente come il tuono, dolce come il seno di una madre. Le Dee dell'antichità l'hanno rappresentata in tutti i suoi aspetti.

Riporto di seguito un articolo che ho scritto nel Luglio 2016 riguardo all'importanza del principio femminile, in generale nel concepire la vita, nei processi di crescita e di trasformazione e nella Lettura dell'Aura con il Metodo Lecopea.

La Sensitività e il Principio Femminile

"Il gesto elegante della femminilità dell'Anima che si esprime con riservatezza, celata da un velo trasparente e morbido che ne scolpisce la forma armonica, per me è un'immagine di una bellezza incommensurabile. Mentre ciò accade, l'Anima si abbandona allo Spirito per accogliere nel suo grembo la Creazione con accettazione. La forza, ma allo stesso tempo la dolcezza contenuta ed emanata dall'archetipo del Calice Femminile, che dice Sì alla Vita, è espressione di massima accoglienza e grazia. Nel tessuto del Calice troviamo inoltre saggezza e conoscenza cosmica, infatti è in esso che avviene la vera alchimia dove il buio è trasmutato in luce.

Nella pratica della sensitività, nell'atto del percepire, entriamo proprio nel Principio Femminile. Ci facciamo da parte, con fiducia, pazienza, leggerezza, lasciando uno spazio libero, uno spazio che è sacro, per accogliere in tale spazio lo scorrere di flussi di informazioni, una sorta di biblioteca cosmica che ci attraversa. L'indicazione che do ai miei allievi, quando ci apprestiamo a praticare una Lettura dell'Aura, è quella di porsi dietro al proprio 3° Occhio, di farsi da parte. In questo modo lasciamo uno spazio libero dentro cui le informazioni possono fluire, ecco perché si tratta dell'applicazione pratica del Principio Femminile. Dico normalmente di lasciare che i propri occhi, o le proprie orecchie, durante la percezione, diventino finestre aperte attraverso cui passa la luce. Non importa pensare se la luce entra o esce da queste finestre, ma semplicemente la luce passa e noi ne siamo testimoni. Restiamo in questa pratica testimoni neutrali, passivi di una passività che urla la potenza della vita, dove il grido è il silenzio.

Nel grembo della Terra troviamo la sapienza delle antenate ancestrali, che in cerchio intonano il canto della storia antica ed eterna. Esse sono coloro che hanno custodito il seme celeste per farne germogliare i doni riservati alla nuova umanità.

L'energia femminile ha la capacità di custodire i misteri della natura, ed è importante ricordarselo. Quando lanciamo uno sguardo alla Natura e oltre la Natura, stiamo guardando con occhi teneri le mani accoglienti di una madre che ci lascia adagiare sul caldo tepore del suo seno. Quando sviluppiamo degli squilibri nella nostra aura e nella nostra vita, a volte anche attraverso malattie nel corpo, stiamo resistendo alla vita stessa, stiamo lottando per una partita persa in partenza. Quando finalmente ci arrendiamo alla vita, ci abbandoniamo allo Spirito e siamo nell'accoglienza, lasciamo così che l'energia di guarigione fluisca in noi. L'energia di guarigione è nel Cosmo, ovunque, e anche in noi. Essa è insita nella forza creatrice ed è per questo motivo che ha molto a che fare con la femminilità. In tutto questo è importante considerare i cicli che riguardano la vita e la morte, infatti, dire sì alla vita significa accogliere anche la morte di ogni cosa. Negli archetipi del femminile troviamo infatti la donna che accoglie e si fa tramite per la vita, ma anche la donna che distrugge quello che è ormai trasformato, per favorire la rigenerazione. Non c'è nessuna separazione tra queste diverse fasi. Nello stesso modo, quando stiamo praticando una percezione, se veramente restiamo fermi a osservare con altri occhi e lasciamo che tutto accada senza intervenire, adottando perciò un approccio femminile, siamo testimoni di un fenomeno incredibilmente potente: la percezione prima nasce e poi muore. L'indicazione sottile che do agli allievi è di percepire, di prendere distacco e di non trattenere nulla. L'idea è di farsi attraversare dalla percezione e poi di dimenticare tutto. Quando eseguiamo una Lettura dell'Aura, il fatto di dimenticarci quello che abbiamo percepito, rappresenta inoltre una forma di pulizia. Perciò durante la Lettura manteniamo il distacco per rendere possibile una percezione ancora più autentica. Si pensa spesso che per esserci guarigione energetica e spirituale ci debba essere un intervento pratico da parte dell'operatore, un attivismo che muove qualcosa. Mentre nel principio femminile ci si affida a un movimento naturale. Gli effetti benefici avvengono lasciando spazio all'accoglienza, al sentire, al percepire, all'intuizione, al custodire, accudire e proteggere per lasciar accadere, con meraviglia, la vita che si manifesta nelle diverse forme, forgiate da una saggezza superiore. Il femminile rappresenta il ponte invisibile che silenziosamente conduce verso la trasformazione.

Ci sono state molte donne, ma anche uomini che hanno utilizzato il principio femminile e si sono fatti tramite di conoscenze a favore della vita. Le sfumature della sensitività e del femminile le ritroviamo in miti, leggende, favole, dove la materializzazione dell'anima, ammorbidisce e assottiglia la personalità per sostenere lo slancio dello Spirito. Personaggi come ad esempio la mistica Ildegarda di Bingen, ma anche tanti altri esseri luminosi, hanno incarnato profondamente il percepire. Il loro contatto intimo con la

Divina Natura è stato canale di tanta conoscenza, un'esperienza di luce a disposizione dell'umanità. Di generazione in generazione, le donne si sono tramandate il sapere della Terra e hanno praticato la loro sensitività a contatto diretto con la natura. Anche nelle generazioni in cui tutto ciò è rimasto in uno stato più latente, è stato comunque trasmesso attraverso la genetica. Invito ognuno ad alimentare il proprio focolare, ad accordare il proprio femminile per lasciar accadere nella propria vita la rigenerazione e la trasformazione".

Esercizio n. 6: Ascoltare la Saggezza delle Madri Ancestrali

Se hai la possibilità, è preferibile praticare questo esercizio all'esterno, meglio se seduto sulla Terra, altrimenti andrà bene anche il pavimento di casa. Rilassati e sintonizzati con il tuo respiro, poi appoggia il palmo delle tue mani a terra e immagina di sintonizzarti anche con il respiro della Terra attraverso le tue mani. Mentre lo fai, se ti riesce spontaneo, puoi intonare un canto evocativo, un canto naturale, anche solo fatto di suoni, dai l'intento di guarigione al tuo canto, sarà un canto creativo e, se vuoi, lo puoi accompagnare anche con dolci movimenti del corpo. Visualizza le tue antenate, che vengono verso di te, insieme formate un cerchio, mentre cantate insieme. Immagina che questo canto prenda forma per elevarsi fino alle Madri Ancestrali, per unirsi a loro. Da qui, prova a percepire la Creazione e senti vibrare in te che tutto è possibile. Infine, attendi qualche minuto rimanendo a farti cullare da queste sensazioni, potrebbero arrivare nuove intuizioni da applicare favorevolmente nella tua vita.

La Vibrazione Cardiaca e il Principio di Guarigione

La sensitività fine a se stessa è arida. Essa è solo lo strumento. Avere quindi buone capacità sensitive non necessariamente coincide con l'essere più o meno consapevoli.

L'abilità sensitiva non indica lo stato di avanzamento evolutivo o spirituale di una persona. Potrebbe sembrare una specificazione banale, ma non lo è affatto, visto che alcuni confondono ancora le due cose.

Il lavoro su di sé, per quanto possa essere, oggi più che mai, praticato attraversando vie diverse tra loro, non può riguardare il solo sviluppo della sensitività.

La Coscienza con cui viene esercitata la sensitività, può essere diversa, più o meno duale. Nella dualità uno strumento può essere utilizzato in un modo oppure in un altro. Lo strumento è uguale per tutti, ma la differenza la fa il modo in cui viene utilizzato e, soprattutto, il fatto di non identificarsi con lo strumento pensando che sia invece un'illuminazione.

Un aspetto fondamentale è la frequenza con cui vibra il Cuore, che ha a che fare con la consapevolezza. La vibrazione del Cuore esprime la capacità di Amare in modo incondizionato. Questa vibrazione cardiaca, se integrata nella sensitività, rende efficace la percezione sottile, diventando il movimento profondo che fa fluire l'energia e che supporta tutti i processi di guarigione. Siamo tutti sensitivi, ma la capacità di Amare in modo incondizionato è indispensabile. Quanto riusciamo ad Amare in questo modo, tanto o poco che sia, rende la percezione sensitiva manifestazione di uno strumento dell'Anima.

Una delle sfumature della vibrazione cardiaca è l'empatia. Quest'ultima favorisce la fusione e la scomparsa dei confini che frammentano la realtà. Ciò che fa la differenza, rispetto alla sensitività utilizzata con assenza del sentire nel Cuore, è la pace, che nasce nelle persone anche e soprattutto di fronte agli eventi più' scomodi. Si tratta di un atteggiamento interiore che esprime un determinato Sì alla Vita.

Diversi studi scientifici affermano che il campo magnetico del Cuore è ancora più grande di quello del nostro cervello. Esso ha un ruolo molto importante in tutti i processi di riequilibrio e di guarigione.

Infatti, uno squilibrio ci indica che c'è stata assenza di consapevolezza e amore verso noi stessi, per cui siamo andati fuori strada. Le note cardiache vanno in quest'ultimo caso riaccordate, come quelle di uno strumento musicale, affinché la musica del nostro cuore possa ritornare a essere cristallina.

A proposito della guarigione e delle note del cuore, riporto di seguito un mio articolo del 10 Maggio 2016.

Un dono dall'Assoluto:
dalla Trasmutazione Alchemica alla Guarigione Olografica

"Ovviamente, in questo contesto, non intendiamo parlare della guarigione che riguarda il campo medico, non sarebbe di nostra competenza, ma consideriamo tale parola nel suo significato energetico-spirituale e ne andiamo a cercare il significato nelle conoscenze degli antichi. L'etimologia della parola guarigione, come atto del guarire, è WARJAN, dove WAR = osservare e JAN = dono divino, che deriva dal celtico e dall'antico germanico.

Per attivare il processo di guarigione è importante che ognuno di noi trovi la sua verità nel proprio cuore, così come i propri punti di riferimento, che rimangono dinamici.

Anche tutto ciò che ci fa soffrire è un dono divino, un'occasione, una porta verso il riequilibrio.

Questa occasione può passare inosservata se rimaniamo a crogiolarci nelle nostre sofferenze, oppure la possiamo osservare con il distacco della nostra coscienza, per permettere la trasformazione. In questo modo, guarendo, alziamo il livello della nostra consapevolezza, perciò la malattia è un dono divino. Senza il distacco non potremmo vedere niente. Quando osserviamo, l'atto stesso di osservare modifica l'oggetto osservato, come ci insegna il postulato d'indeterminazione di Heisenberg. Il guaritore non fa niente, in quanto ognuno di noi ha in se stesso, in modo innato, la capacità di attuare il processo di auto-guarigione. Lo scopo è diventare auto-consapevoli, in modo da alzare la vibrazione del proprio cuore, l'unico e fondamentale nostro centro. Ci ammaliamo perché non siamo consapevoli di qualcosa che è importante per l'essenza. Quell'essenza immortale che noi chiamiamo Spirito

(spirito - spirale - vortice magnetico che si apre nel centro del cuore). E' l'essenza che ci scordiamo di essere, quando noi ci dimentichiamo chi siamo veramente. Scordarsi significa non vibrare più con una musica accordata con la stessa tonalità sonora del cuore (accordo musicale, dal latino: cuore = cor, di cuore = cordis). Perciò, quando viviamo scordandoci la nostra vera essenza noi creiamo una resistenza all'energia cosmica, all'energia che passa dentro di noi e dunque resistiamo anche alla consapevolezza. Resistendo alla consapevolezza creiamo distonia, la quale può essere riequilibrata con l'osservazione e il distacco e, naturalmente, accogliendo la fonte cosmica.

Qual è allora il compito dell'operatore? Essere un facilitatore, un sensibile e umile coltivatore, che predispone il terreno perché la persona accolga il cosmo dentro di sé, per riconoscere se stessa nel cosmo. Quando si crea sufficiente distacco per ricevere l'energia cosmica, l'operatore così facilita il processo. Più l'operatore è presente a se stesso e al suo assistito, più il lavoro ha effetti profondi e sottili.

Esistono diverse leggi cosmiche che agiscono sempre e ovunque nell'universo. Alcune tra le più importanti sono: la legge di risonanza, la legge di attrazione, la legge dello specchio. Opporsi a queste leggi sarebbe come voler spostare una montagna sbattendoci contro. In realtà non dobbiamo fare nulla. E' proprio l'atto di voler fare che crea la resistenza. Un sottile e intenso, ma anche molto umano, atto di arroganza sta nel: "Io so", "Io voglio" oppure nel "Io non voglio". La guarigione è una trasformazione, su qualunque piano essa si esprima e con qualunque apparente velocità essa avvenga, è silenziosa, è contagiosa, serpeggia come la spirale del vortice del cuore, del vortice del Dna, è una doppia spirale ascendente, come il simbolo archetipale del caduceo. La guarigione è un'alchimia spirituale. E' un cambiamento di Coscienza. Il cambiamento di Coscienza che crea la guarigione, sia che si esprima a livello fisico, emotivo, mentale, spirituale, è una conversione. Il che significa convergere con il fuoco dello spirito e focalizzare la Coscienza verso una ritrovata visione dell'essenza. Il che significa ritrovare noi stessi. Prima persi, poi ritrovati. Morti, poi rinati. L'araba fenice che risorge dalle sue stesse ceneri.

Prendendo in considerazione le tre leggi cosmiche della risonanza, dell'attrazione e dello specchio vediamo come l'operatore può iniziare a mettere da parte il proprio ego e la propria personalità, per predisporre meglio il terreno perché Madre Natura compia ciò che deve compiere."

"Se l'io si dissolve e non faccio accadere più nulla, ogni cosa, che sorge dall'infinito Vuoto del Nulla, accadrà".

"Nella lettura dell'Aura, l'operatore deve mettersi prima di tutto in contatto con se stesso e con le sensazioni del proprio corpo, altrimenti sarebbe come telefonare a una persona senza comporre il numero. Senza un buon decollo è difficile volare.

L'Attenzione dell'operatore deve essere contemporaneamente diretta per il 50% a se stesso e per il 50% all'altra persona (siamo normalmente portati a essere al 100% concentrati fuori di noi oppure al 100% concentrati dentro di noi).

Per mettermi in contatto con ciò che sente l'altra persona, devo ascoltare le sensazioni del mio corpo fisico e osservare. Ciò ha senso se si considerano le tre leggi universali di risonanza, attrazione e specchio. Il distacco per l'operatore è molto importante perché serve a non cadere nel coinvolgimento emotivo. Sarebbe altrimenti come voler vedere bene le onde del mare stando sott'acqua.

Nella nostra società si parla di miracolo quando accade una guarigione inspiegabile razionalmente. Per noi il miracolo è una guarigione che avviene tramite una conversione (convergere = focalizzare). La Coscienza della persona che guarisce converge in uno stato di consapevolezza con la Coscienza Cosmica, ha creato distacco, lasciandosi andare con fiducia. La malattia torna solo se il cambio di consapevolezza non rimane. Avvengono guarigioni anche se la Coscienza lascia il corpo fisico. Questo è un fatto che dipende dalla storia personale. In questo caso la Coscienza continua la trasmutazione altrove. Si tratta di mutazioni, il percorso è sempre personale, dipende dalla consapevolezza.

La Coscienza è nell'infinita essenza immortale, ciò che ha la capacità di percepire sensazioni, a qualunque livello esse possano sorgere.

La Coscienza può diventare auto-consapevole di se stessa soltanto risvegliandosi dal sonno. Altrimenti rimane un continuo flusso di re-azioni, scaturite in automatico dalle sensazioni percepite.

Cosa s'intende per sé superiore? E' lo Spirito che vibra ad una frequenza assolutamente più alta e porta la possibilità di vedere con distacco.

Cosa s'intende per personalità? E' l'ego, formato dalle sensazioni fisiche, emotive e mentali (i pensieri) e soprattutto dal convincimento che tutto questo siamo noi. Tutte queste sensazioni non sono nemmeno nostre, non sono create da noi. Esse vibrano, come le nuvole, nel campo energetico del pianeta Terra. Noi le lasciamo entrare nella Coscienza, credendo in modo illusorio che quelle sensazioni siamo noi! Ma non è così. Questa è una forma di credenza condivisa, una forma di auto-ipnosi di massa. Funziona un po' come una droga psichica, che l'umanità intera si è auto-somministrata qualche millennio fa.

Cosa s'intende per ologramma? Un'immagine che contiene tutto. L'etimologia del termine "Olografia" deriva dal greco antico ὅλος, holos, "tutto", e γραφή, grafè, "scrittura" e significa letteralmente "descrivo tutto".

Ogni più piccola parte dell'ologramma contiene il tutto, noi, l'Universo, l'atomo, la nostra aura, sono tutti ologrammi. Tutto è un ologramma. La fisica olografica (che oggi si unisce alla fisica del Vuoto, va a studiare l'energia gratuita, l'energia che infinita sorge dal vuoto. Secondo il principio olografico in ogni parte dell'aura sono contenute tutte le informazioni."

Il cuore è situato nell'area del chakra del cuore, che corrisponde al punto di connessione e di equilibrio tra la parte del corpo che tende verso la terra e la parte del corpo che tende verso il cielo.

Esso rappresenta l'integrazione tra la Materia e lo Spirito.

Il chakra del cuore è Suono che sorge dallo Spirito. Esso è infatti un vortice a spirale al centro del nostro essere psico-emotivo-spirituale.

E' collegato all'Amore, ma quando il cuore è appesantito dal dolore, oltre ad avvertire una pressione sul petto, si fa fatica a respirare e l'Amore diviene condizionato fino a creare una distanza tra noi e gli altri. Se si nega il dolore si diventa freddi e duri anche verso se stessi. Quando invece il cuore si apre diventa Amore libero, i muscoli si rilassano e il respiro fluisce meglio.

Anche la struttura dell'organo cardiaco fisico è costruita su una spirale in proporzione aurea. Il cuore è la nostra casa, infatti ha le stanze e da esso passa il fondamentale nutrimento per tutte le cellule e i tessuti. E' collegato direttamente al corpo astrale in quanto il cuore è emotivo, è impulsivo.

Nel praticare una lettura dell'aura con il Metodo Lecopea, un prezioso strumento di percezione e di raccolta di informazioni è il battito del cuore che, per natura, è sintonizzato alle forze spirituali planetarie.

Il cuore nel corpo è il nostro sole ed è direttamente collegato energeticamente alle influenze del Sole.

Pur tuttavia il battito del nostro cuore può momentaneamente avere delle variazioni quando incontra influenze esterne che ne condizionano il ritmo.

Questa ultima variazione avviene contemporaneamente nel respiro e nella coscienza.

Ascoltando quindi, in maniera sottile, il suono e il ritmo del battito cardiaco, si può arrivare a percepire i suoni armonici tra un battito e l'altro. Lo scopo, nell'utilizzo di tale strumento, è sempre quello di compiere una percezione sensitiva per portare alla luce informazioni utili alla coscienza di una persona, ai fini di ottenere una trasformazione di guarigione spirituale.

Esercizio n. 7: Danzare il Cuore

1° Fase

Siediti a gambe incrociate oppure, se sei più comodo, su una sedia, con gli occhi chiusi, ascolta il battito del tuo cuore, ascoltane il ritmo, la frequenza, l'intensità e la profondità. Inizialmente fallo mettendo le mani sul petto. A questo punto comincia a dondolare con il corpo per seguire tale ritmo, come se tu sentissi qualcuno suonare le percussioni e con il tuo corpo cerchi di danzarne il ritmo. Potresti percepire dei suoni più sottili tra un battito e l'altro, questo dipende da quanto è manifesta la tua chiaro udienza.

2° Fase

Poi metti una musica che a te personalmente stimola sentimenti del cuore. Rimani ad occhi chiusi. Quando tali sentimenti si intensificano, comincia ad alzare le braccia verso il cielo, per fare danzare le tue braccia, che sono strettamente collegate al cuore. Pratica questa danza come un rituale sacro. E' una danza liberatoria per alleggerire il tuo cuore e stimola la creatività in quanto creata dal cuore.

3° Fase

Se lo senti, utilizza ora dei colori di getto su un foglio bianco, che avrai preparato precedentemente. Altrimenti rimani semplicemente ancora qualche minuto ad occhi chiusi, per ascoltare di nuovo il tuo cuore e il nuovo stato che si è venuto a creare. Porta sempre l'attenzione sulla frequenza, sull'intensità e la profondità del battito cardiaco.

La Presenza

Lo stato di risveglio e di presenza è la normalità, un po' come lo stato di salute rispetto alla malattia, ma non è sinonimo di condizione super speciale.

L'uomo comune vive però come se fosse uscito di casa per andare a fare un lungo giro, allontanandosi fino a non ricordare più la via verso casa e fino a convincersi invece di essere nel posto giusto.

Accade allo stesso tempo una contraddizione. Molte persone vivono un senso interiore di infelicità e di insoddisfazione senza sapere veramente perché. Queste persone hanno scordato anche il linguaggio di quella voce che li dovrebbe ricondurre a casa e che si esprime proprio attraverso quel senso di insoddisfazione. Anzi esse cercano di spegnere quel senso di malessere in vari modi pur di non sentirlo più, rivolgendo la loro attenzione verso l'esterno.

Nel frattempo, la casa, rimasta incustodita, è soggetta a saccheggi e viene danneggiata perché è alla mercé di chiunque abbia un interesse a portare via qualcosa. Tutto questo genera ancora di più sconforto in quanto se ne vive l'effetto.

Ma qual è la via verso casa e come riconoscerla? Il discernimento è fondamentale. Per discernere occorre liberarsi dagli orpelli che offuscano la vista e togliere quelle lenti deformanti della nostra personalità, che ci fanno vedere tutto colorato attraverso i condizionamenti che abbiamo ricevuto e le credenze su cui ci siamo ancorati.

Occorre avere gli occhi limpidi, occorre aver conquistato la libertà dalle catene interiori che distorcono la realtà o avere almeno fatto un po' di chiarezza, altrimenti si finisce sempre per seguire delle grandi illusioni.

Quello che ho descritto sopra è uno stato di non-presenza che ci tiene lontani da noi stessi.

Se provate a fare il semplice esercizio di portare attenzione alle sensazioni del corpo mentre vi muovete e vi occupate di altro, per quanto tempo riuscite a mantenere l'attenzione? Basta una piccola distrazione interna o esterna che sia, ed è fatta. Normalmente si mantiene l'attenzione per pochi minuti o secondi, molto presto infatti arriva un pensiero, qualcuno ci dice una frase, squilla il telefono o vediamo qualcosa che associamo a qualcos'altro e non siamo più presenti.

Risulta difficile vedere contemporaneamente l'influenza che ci distrae e rimanere presenti a noi stessi. E' possibile comunque creare delle occasioni per allenarsi un poco alla volta a una maggiore presenza verso il nostro corpo, le nostre emozioni, i nostri pensieri e a tutto ciò che ci circonda.

Vi invito a provare, mentre camminate per la strada, ad osservare le vostre sensazioni fisiche finché siete arrivati a destinazione, e anche dopo se volete, vi accorgerete che la mente è altrove perché forse starete pensando a qualcosa che vi preoccupa, a quello che avete fatto poco prima o a quello che farete dopo, ma non siete presenti a tutto ciò che accade in voi in quell'istante.

Imparare ad osservare con neutralità ciò che scorre davanti ai nostri occhi è un passo importante.

L'osservazione è un potente strumento, da non confondere con il guardare qualcosa o con la concentrazione mentale, non è nulla di tutto questo.

La modalità di osservazione che vi propongo è basata sul principio della meditazione. Quando si pratica una qualsiasi tecnica di meditazione, si cerca di creare la calma mentale e si rimane testimoni e osservatori di ciò che accade. Si esce dall'attitudine del fare per abbandonarsi alla vita, ma senza perdere la presenza.

Spesso alcuni meditatori usano dire che mentre meditavano sono volati via. La meditazione non ci deve portare via dallo stato di presenza.

Se avviene un'espansione di coscienza, se non siamo abituati potremmo anche far fatica a gestirla, ma quello che accade è una visione allargata, potenziata da un sentire più totale e presente. Se questo stato viene raggiunto attraverso le pratiche di meditazione è fondamentale anche integrarlo alla quotidianità.

Nel praticare una lettura dell'aura è importante diventare più meditativi, partendo da un buon rilassamento interiore che permette che qualcosa dentro di noi cede e lascia posto all'accadere più sottile. Infatti, mentre si legge l'aura, non si è nell'ordinario stato di coscienza, ma si entra nelle onde Theta e la percezione cambia.

Nella seduta questo stato viene indotto, ma per poterlo gestire in maniera mirata, ossia ai fini del bene dell'altra persona, occorre rimanere presenti a tutte le dinamiche inconsce che vengono proiettate sia da parte dell'operatore sia da parte dell'assistito, in modo da non farsi sfuggire di mano la situazione e andare allo sbaraglio. Se ci si accorge di essere usciti fuori dai binari, nel momento in cui accade, è ancora possibile recuperare, altrimenti se non ci si accorge la seduta avrà meno efficacia.

Riguardo alla distinzione tra sensitività e consapevolezza riporto di seguito un mio articolo.

La Sensitività è Sinonimo di Consapevolezza?

"Ho un dolce ricordo nell'iniziare a scrivere questo articolo: una nonna materna, una presenza importante nella mia vita. Il ricordo di colei che, oltre ad essersi presa cura di me, mi ha mostrato un mondo magico, fatto di visioni, premonizioni, sogni rivelatori, storie di miracoli, di santi, di madonne, di streghe e di fantasmi. Un mondo fatto anche di natura, di erbe, di rituali e di ricette miracolose per ogni male. Solo con la comprensione di oggi apprezzo la sensitività e la sensibilità di mia nonna. Il suo mondo, da una parte mi affascinava tremendamente, ma dall'altra c'era qualcosa che turbava la mia coscienza di bambina, dandomi senso di disagio.

Non ho mai considerato speciale la mia sensitività, ma è stato per me, invece, fondamentale incontrare, fin da quando ero molto giovane, percorsi che mi hanno permesso di osservare ed integrare molte dinamiche personali e relazionali. Questi percorsi mi hanno consentito di sgretolare diverse false credenze, mi hanno in qualche modo resa più autentica, sia nella mia espressione che nella mia espansione, intesa quest'ultima come nudità di fronte alla vita. Ho scoperto, allenato e praticato, in tutti questi anni, l'osservazione e la non identificazione. E' stato straordinario poter integrare al mio vivere e all'utilizzo della mia sensitività un vero percorso di consapevolezza.

Molte persone, oggi, vivono le esperienze, cosiddette paranormali, come manifestazioni spontanee, così come accadeva a me fin da piccola. Questo avviene per via di una condizione planetaria, dove ci sono diversi fattori, tra cui le frequenze terrestri che oscillano molto più velocemente e che stimolano la ghiandola pineale e tutti quegli organi percettivi che, nell'organismo umano, sono predisposti per essere canale di esperienze di espansione della coscienza. Vengono così risvegliate funzioni che abbassano i confini tra le diverse dimensioni e spesso queste amplificazioni vanno ad accelerare anche i processi di squilibrio. In questi casi, può accadere che, pur avendo percezioni sottili, si possono proiettare su di esse le proprie paure e le proprie dinamiche da riequilibrare, a volte perfino trasformando questo tipo di esperienze in un incubo. Altre volte invece, questo sta diventando frequente, ci sono persone che hanno un risveglio dei propri sensi sottili, e si identificano con il percepire o con quelle che vengono chiamate capacità sensitive. Identificarsi con queste potenzialità vuol dire che il me di queste persone è convinto di essersi velocemente evoluto, di aver acquisito poteri speciali e superiori a quelli della media delle persone. Ecco che così nascono dei nuovi "Maestri". Questa è assolutamente una falsa idea che allontana dal lavoro su di sé e sulla propria consapevolezza. Quando si risvegliano queste capacità è un po' come aprire la valigetta degli attrezzi, niente di più e, con questo, non è mia intenzione sminuire, anzi intendo dare valore alle cose guardandole per quello che sono. Il risveglio della sensitività non ha quindi niente a che fare con l'illuminazione, il risveglio della coscienza, l'apertura del cuore. Il suggerimento è quindi quello di portare l'attenzione sul fatto di evitare di confondere lo strumento con quello che invece è un nuovo stato dell'essere. Sottolineando questo aspetto, su cui spesso mi imbatto, ho voluto ricordare, all'inizio di questo articolo, la sensitività di mia nonna. Faceva parte di una cultura popolare e veniva praticata in un contesto, molto duale e impregnato di una buona dose di superstizione (paure), di inconsapevolezza nell'interpretazione, di un'esasperata ricerca di risposte a una vita a volte dura e poco confortevole. Ovviamente parlo di tempi recenti. Mentre invece le sacerdotesse delle diverse civiltà antiche ben conoscevano la distinzione ed eventualmente l'integrazione dello sviluppo della sensitività nei processi iniziatici. Oggi, viste le caratteristiche di questi tempi, non ci sono più poche cerchie di iniziati, ma facili accessi da parte di tutti coloro che ne sono attratti, a percorsi di lavoro su di sé di ogni tipo. Il caos di oggi è forse il passaggio obbligato per far nascere una nuova umanità, più raffinata. Certo è che nella confusione è facile scambiare una cosa per un'altra.

La sensitività non è sinonima di consapevolezza e nemmeno di risveglio. E' importante valutare questi dettagli.

Ho fondato una Scuola, con Roberto Mantovani, per favorire lo sviluppo della sensitività e dell'intuizione. All'inizio, davo per scontato che il percorso, che proponevo, era un'integrazione tra l'imparare a gestire ed utilizzare al meglio la sensitività e applicare l'osservazione per iniziare a spogliarsi dei diversi schemi limitanti della personalità, per diventare sempre più neutrali, meno duali, favorire l'espansione del cuore e contagiare di guarigione spirituale questo mondo. Strada facendo mi sono accorta che, questo aspetto, andava puntualizzato. Infatti, alcune persone venivano ai corsi solo perché attratti dalla parola sensitività e non erano disposte ad intraprendere un reale lavoro su di sé. La sensitività fine a sé stessa è arida e non porta da nessuna parte se non è completata dal significato spirituale di osservazione e dall'apertura del cuore.

Quelli che ho descritto sopra sono i motivi per cui, nella nostra Scuola, trasmettiamo un metodo (Metodo Lecopea) basato sullo sviluppo dell'empatia, l'osservazione, il lavoro per migliorare lo stato di presenza, lo sviluppo di una visione non duale applicata, dove si impara a gestire la propria sensitività, per utilizzarla in maniera concreta nella vita, ma lasciando che sia solo lo strumento."

Una buona preparazione, prima di effettuare una lettura dell'aura, è indispensabile, non solo per l'igiene dell'aura, ma anche per richiamare quello stato energetico di neutralità e di empatia allo stesso tempo, che ripulisce la lettura da ciò che potrebbe invece portare fuori strada.

Un esempio è quando veniamo toccati personalmente da qualcosa che percepiamo e, se non siamo abbastanza presenti, senza accorgercene ci identifichiamo con quello che percepiamo e perdiamo lucidità.

Visto che in questo metodo leggiamo noi stessi per leggere un'altra persona, se interviene la mente ci potrebbe essere confusione e potrebbe sorgere la domanda: "Ciò che sto leggendo è mio o è dell'altra persona?". L'atteggiamento che permette di andare avanti è quello di farsi da parte e di fluire come un unico campo vibrante. Ci si abbandona al flusso, ma rimanendo presenti a ciò che accade in noi e a ciò che accade nell'altra persona.

Si tratta di un'attenzione divisa dove l'attenzione è contemporaneamente su di me e sull'altro.

Tutti i sensi sono attivi e dialogano tra di loro e, più noi riusciamo ad esserne consapevoli, osservando i movimenti energetici sottili nel loro percorso e nella loro profondità, più riusciamo a trarre da una lettura un'utilità che va oltre le apparenze.

Esercizio n. 8: Trasformare l'attrito in presenza

Durante la tua giornata, ogni qualvolta accade un evento che ti infastidisce e provoca in te una reazione emotiva, prova a fermarti un attimo rimanendo in quel senso di attrito che avverti, in maniera acritica e, contemporaneamente, sposta l'attenzione in una parte del tuo corpo fisico. Non piace a nessuno soffrire e la reazione serve appunto a sfogare quel fastidio per non sentirlo, ma se riesci ad avere la fermezza e la determinazione di seguire l'indicazione di questo esercizio potresti avere risultati incredibili, come ad esempio il fatto di scoprire che dietro quel conflitto risiede qualcosa di più profondo. Inoltre, spostando l'attenzione su una parte del corpo fisico, la carica emotiva che sarebbe sfociata in una forte reazione si indebolisce e tu hai la possibilità di rimanere più lucido nell'affrontare tutta la situazione. Ricordati che i meccanismi di reazione sono molto veloci e che quindi ti richiederà uno sforzo il fatto di fermarti un attimo prima, anzi forse all'inizio ti ricorderai di fare l'esercizio solo poche volte, non importa, perseverando potrai riuscirci sempre di più.

Un Unico Campo Vibrante

Scompaiono gli illusori confini di separazione tra chi percepisce e chi viene percepito e rimane il solo percepire.

Quando pratichiamo una percezione molto facilmente si crea l'illusione che ci sia un soggetto a percepire, ma questo non è reale. Ciò accade perché c'è una forte identificazione con il nostro sé che assume così il ruolo di artefice della percezione senza essere esso stesso reale. Essendo il sé fittizio, non c'è nessuno a percepire, ma esiste comunque il percepire le vibrazioni dell'energia di cui tutto quanto è costituito.

La cosa straordinaria che si può sperimentare in un trattamento sull'aura è che chi percepisce e chi invece viene percepito sono un unico campo vibrazionale e decade ogni illusorio confine che separa ciò che invece non è separabile.

C'è quindi un atteggiamento impersonale da parte dell'operatore che si accinge ad effettuare il Trattamento sull'Aura o una Lettura dell'Aura secondo il Metodo Lecopea.

Secondo una visione che ritengo ormai superata, anche se per alcune scuole è ancora così, l'operatore si deve proteggere da eventuali energie negative contagiose, barricandosi nel suo guscio attraverso apposite tecniche di chiusura. Non dico che l'operatore debba essere uno sprovveduto, ma ci tengo a sottolineare uno degli aspetti innovativi nella pratica della sensitività con il Metodo Lecopea, che è quello di considerare la legge di risonanza, legge di natura, come canale di attrazione di ciò che vibra in ogni persona. Questo costringe l'operatore specializzato in questo metodo a praticare continuamente l'auto-osservazione per avere presente, almeno in parte, ciò che vibra in lui e che è anche quello che vibra nell'altra persona.

Quindi non ci sono cose esterne che ci attaccano, ma ci sono movimenti di energia vibrante. Con questo sistema, la percezione non è più frammentata tra ciò che è positivo e ciò che è negativo, ma diventa un unico moto da guardare scorrere, descrivendolo nella sua purezza e senza ricami mentali.

L'Arte del Percepire

"Percepire è naturale. Il corpo-mente è infatti dotato di organi di senso e, questo, non per nostra volontà, ma si tratta della natura della vita che si esprime. In realtà non c'è un sé che percepisce, ma esiste solo il percepire. Esso si può manifestare in forme diverse. Un cane annusa, un gatto guarda l'invisibile, per non parlare di come gli animali selvatici utilizzano i loro sensi. In noi esseri umani sembra che ci sia un sé individuale che percepisce, infatti siamo abituati a dire io ho percepito questo o quello. Ci convinciamo che il sé individuale sia reale come entità separata da tutto il resto che viene percepito, ma non lo è.

Nella mia esperienza con la percezione, nella Lettura dell'Aura e nel Trattamento sull'Aura, posso dire che non c'è differenza tra chi percepisce e ciò che viene percepito. Il sé individuale è quindi un'illusione, frutto della separazione, altrettanto illusoria, tra noi e gli altri.

Non c'è un canale che fa da tramite con qualcosa di esterno, con un'energia cosmica che si trova altrove rispetto a dove siamo, come se noi fossimo al centro. Se così fosse allora ci sarebbe separazione tra noi e il Cosmo, ma nella non-separazione non ci siamo né noi né il Cosmo, c'è solo totalità che si continua ad esprimere anche senza di noi.

Tutto è energia e vibrazione, quindi il percepire esiste indipendentemente da noi e dal nostro sé inventato nell'inganno di essere l'artefice di tutto ciò che accade. Ma tutto ciò che accade, accade indipendentemente da noi. L'illusione di un sé che percepisce non è sbagliata, altrimenti rientreremmo in un ambito duale e di separazione, ma fa parte dell'accadere.

Quando durante una Lettura dell'Aura o un Trattamento sull'Aura, nel mio corpo ci sono sensazioni non ha importanza che esse siano mie o dell'altra persona, non c'è nessuna separazione, c'è solo il percepire e la totalità. Questo è un aspetto che anche durante i corsi molte persone fanno fatica a comprendere, pur facendone esperienza. Infatti, non è qualcosa che si può comprendere. Risulta difficile perché si tratta proprio di abbandonare l'idea che ci sono io operatore e l'altro. Non c'è nessuno spazio che separa me e l'altro, ma un unico campo vibrante."

In questo unico Campo Vibrante vengono meno le distanze, in quanto si instaura una connessione che non trova barriere. Questo è il motivo per cui è possibile anche effettuare una lettura dell'Aura a distanza e con la stessa intensità. Il percepire è infatti ovunque ed il vibrare è continuo e tutto questo è al di fuori dello spazio-tempo. Vale il principio di non-località.

Il Principio di Non - Località

"In più di un miliardo di anni, il codice genetico è stato l'unico seme che ha manifestato la vita, esprimendosi in una miriade di specie: vegetali e animali. Secondo tale spiegazione che ci danno i biologi, il DNA è immortale. La vita allora è un miracolo che si manifesta sempre e ovunque. Questo vuol dire che la vita ha una proprietà non-locale, come oggi la fisica afferma.

Quando ci guardiamo attraverso i cinque sensi, vediamo la nostra area locale di influenza, di interazione; vediamo tutto ciò con cui possiamo interagire. Ma tale area è limitata al corpo fisico e ai sensi sviluppati finora, oppure ampliata dalla tecnologia: aerei, cellulare, TV, computer, internet.

Per non-locale, si intende invece tutto il resto, tutto quanto è al di fuori delle nostre percezioni.

Entro gli anni 70, la meccanica quantistica, aveva convalidato il modello teorico delle connessioni non-locali, delle interazioni non-locali tra particelle subatomiche. Era stato dimostrato in laboratorio che protoni, elettroni, fotoni e perfino molecole grandi, erano in grado di interagire non localmente.

Nel 1986 il fisico francese Alain Aspect fa un esperimento, divenuto poi famoso nel contesto scientifico. Egli prende una coppia di particelle, che dopo essere state in contatto, vengono allontanate alla velocità della luce.

Una volta distanti, le due particelle interagiscono con le fluttuazioni del vuoto, che è pieno di particelle virtuali, ma non manifeste. Queste fluttuazioni modificano lo spin di ogni particella.

Preciso che lo spin è il numero atomico che determina la fase dell'onda quantizzata con cui vibra la materia.

Infatti, sebbene le particelle possano essere anche separate tra loro con distanze di anni luce, senza la possibilità di poter comunicare reciprocamente, ognuna di loro è informata istantaneamente di ciò che succede all'altra.

La relatività non credeva che si potesse superare la velocità della luce, mentre invece l'effetto istantaneo tra le due particelle distanti presume un segnale che viaggi ad una velocità superiore a quella della luce.

Negli anni 90, la scienza arrivò alla conclusione che ciò era possibile, e non solo con le particelle, ma anche con gli esseri umani.

Con qualunque persona con cui interagiamo, oltre che comunicare attraverso i cinque sensi, possiamo creare una connessione non-locale. Infatti, il nostro cervello è in grado di attivare questa connessione con ogni persona, ogni luogo, ogni cosa, con accesso istantaneo e rapido.

Lo studio dei buchi neri, tunnel o cunicoli spazio-temporali, di cui ormai diversi fisici parlano, ha arricchito le scoperte sulla possibilità di connessione istantanea tra punti distanti anni luce e anche distanti di anni."

Albert Einstein: "Spazio e tempo non sono condizioni in cui viviamo, ma modi in cui pensiamo".

"Quando siamo convinti di essere separati da qualcuno o da qualcosa, è solo un'illusione, in realtà portiamo sempre tutto con noi. Questo per me è stato illuminante, perché mi ha donato la comprensione di alcune esperienze di percezione interiore personale, vissute con molta intensità e condivise finora solo con pochi amici. Quando non viviamo più i confini illusori, dentro e fuori di noi, lasciamo che la vita fluisca con armonia e libertà, senza quell'attrito che ci allontana dalla nostra profonda natura."

Da "La Via Stretta - Malattia ed Evoluzione" di Anna Di Natale

Nella lettura dell'aura, comprendere l'essenza di questi principi ed applicarla nella pratica, è ciò che consente di entrare in un atteggiamento impersonale e di essere con un'altra persona che, se ci chiede un aiuto è perché vive dei disagi, in una condizione di unione energetica per compiacere il Divino nello svolgersi di un atto sacro di guarigione e di riequilibrio energetico.

Percepire nella lettura dell'aura diviene un'arte perché consente di abbozzare una storia con maestria, una storia in movimento, che vuole raggiungere lo Spirito attraverso il riaccordo e il potenziamento dei Corpi Sottili.

Esercizio n. 9: Percepire a distanza

Scegli un oggetto nella stanza in cui ti trovi e siediti a qualche metro di distanza. Ora chiudi gli occhi e prova a definire, utilizzando la tua percezione, dove arriva quella che tu senti come la parte più densa del tuo campo aurico. Quando hai stabilito questo limite, dai un intento interiore di spostare questo confine fino a toccare, con la tua percezione, l'oggetto che avevi scelto. Mantenendo gli occhi chiusi, prova ora a descrivere le sensazioni che a questa distanza sei riuscito a percepire nel toccare l'oggetto con la tua aura. Poi torna a quello che sentivi come limite e riapri gli occhi. Se non riesci subito in questo esercizio, ti suggerisco di provare più volte, con oggetti diversi e a diverse distanze.

La Pura Percezione

La Pura Percezione si erge su un'osservazione neutrale, priva di giudizio e che vede ogni oggetto immerso in una matrice, interconnesso con i diversi piani di energia.

In tale percezione non è concepibile una visione frammentata delle cose che varrebbe solo a svuotarle di vitalità. Sarebbe quindi inadeguata un'interpretazione razionale proprio perché andrebbe a dividere tutto ciò, impedendone una visione d'insieme.

Caratteristica fondamentale è l'oggettività nell'osservare, per lasciare libera l'essenza di evidenziarsi, senza alcun condizionamento soggettivo.

L'errata tendenza potrebbe essere quella, dopo la prima rilevazione sensoriale, di interrompere la percezione con il tentativo di cercare razionalmente un significato di completamento. Quest'ultima attitudine è fuorviante.

Ogni oggetto, ogni evento, l'intero mondo ha una natura interiore che si rivela spontaneamente se noi osserviamo senza interferire. Possiamo accedere a tale natura interiore di ogni cosa, mantenendo intatta la qualità delle sensazioni che scaturiscono dalla nostra pura percezione, per risalire a ciò che le ha causate senza alcuna speculazione mentale.

Osservare la Natura nella sua essenza permette di vedere la Luce dello Spirito, permette di entrare nella sua Profondità. Tutto ciò è normalmente invisibile alla vista ordinaria che vuole afferrare ogni immagine. E' quando gli occhi smettono di voler guardare e lo sguardo si rilassa che accade di cominciare a vedere una sostanza che anima le forme.

Per vedere l'invisibile distilla gocce di purezza dal cuore, lasciale evaporare negli occhi, per schiarire la vista. Sii fermo e irremovibile con le interferenze che ingannano i tuoi sensi. Non accontentarti dell'apparenza. Meraviglia il tuo sguardo e il tuo essere, rimanendo aperto alla manifestazione della sostanza vivificante di ogni cosa, quella forza spirituale contenuta all'interno dell'involucro delle forme. La chiave per entrare nel Regno Invisibile è custodita in uno scrigno che potrebbe essere sepolto sotto strati di polvere, cercala in profondità.

Comprendere la Natura, il Mondo, l'Uomo non è una funzione intellettuale, questo sarebbe limitante.

La comprensione della Natura è un'arte, è dunque un'attività artistica perché consente di penetrare nella funzione originaria di ciò che si osserva. Essa permette di vedere quali sono le forze che plasmano e muovono ciò che nella Natura si osserva, Uomo compreso. Se ad esempio guardiamo un albero, possiamo descriverne la forma, il colore, la consistenza, ma se osserviamo l'albero penetrando la sostanza che lo fa esistere, vedendo l'interazione che ogni sua parte ha con le forze del Sole, della Terra e che ci sono nell'aria, allora abbiamo davanti la sua storia che è fondamentalmente spirituale. Lo stesso vale quando osserviamo ogni essere, sia nel piccolo che nel grande, possiamo fermarci a una speculazione intellettuale, oppure possiamo comprenderne la Natura.

Contemplare le forme della Natura è un'ottima pratica per richiamare in noi la capacità di focalizzare l'energia. Rappresenta uno stimolo a mantenere nel nostro corpo le sacre proporzioni, ma è soprattutto un esercizio per suscitare armonia nel nostro essere.

I colori antichi sussurrano la storia e, nel percepirli, echeggiano i bisbigli dei ricordi. Le memorie riaccordano le note delle tradizioni ormai scordate. Fermarsi a percepire i muri e i ciottoli di antichi borghi consente l'accesso all'intreccio di storie con un senso di non-località e atemporalità. Provate ad appoggiare le mani su un antico muro e poi annotate le sensazioni, potreste scoprire qualcosa di interessante.

Percepire le pietre naturali di un luogo equivale ad entrare in un portale che connette direttamente alla storia di quel luogo. Le pietre parlano chiaramente e le loro parole sono autentiche, esse non possono mentire. Storie cariche di emozioni e sensazioni, che rivelano, con trasparenza, i segreti di vissuti che appartengono alla Terra e agli esseri che la abitano. I vissuti di sempre che insegnano a comprendere e a non dimenticare l'essenza della vita.

Intendo la percezione dell'aura come la possibilità di guardare oltre i confini che limitano la libertà di visione. Essa infatti consente di accorgersi che il movimento dell'energia accade in maniera del tutto naturale. Tutto questo è assolutamente pratico. Tutto quello che accade: situazioni, incontri, relazioni segue questo movimento naturale. L'opportunità di percepire la vita con il dovuto distacco, senza scivolare nell'indifferenza, favorisce l'avere maggiore lucidità. Il beneficio di tale lucidità aiuta ad alleviare la sofferenza che si viene a creare quando si fa di ogni evento una questione personale che si carica emotivamente.

E' commovente guardare l'energia pulsante, essa è viva. E' commovente guardare come ogni persona, con la sua forma, fa il meglio che può per allinearsi all' Eterno. E' commovente vedere il movimento nei disegni dello Spirito. E' commovente incontrare occhi che luccicano, occhi che lacrimano, incontrare lo sguardo, incontrare l'Anima. Ogni volta che pratico una Lettura dell'Aura è un'Esperienza Nuova, Unica e Irripetibile. E' un evento che non è esprimibile nella sua pienezza perché non conosco sufficienti parole per poterlo descrivere.

Quando si osserva qualcosa, una situazione, un oggetto o l'aura di una persona, apparentemente, sembra che tutto rimanga immutato davanti ai nostri occhi. In realtà, il nostro sguardo, così come tutti i nostri organi percettivi, se focalizzato, emana una sostanza vibratoria che interagisce con ciò che viene osservato, provocando un moto trasformativo. Parlo, ovviamente, di un'osservazione neutrale e non condizionata da un giudizio o da un'opinione, che andrebbe invece ad alterare il libero fluire energetico nel dialogo interattivo tra chi osserva e ciò che viene osservato. Questo è il motivo per cui, quando percepiamo l'aura di una persona con neutralità, si innesca un dinamismo che, se accompagnato dall'osservazione da parte della persona stessa, si può ricondurre a un movimento naturale di riequilibrio, accompagnato da una comprensione interiore, profonda e spirituale.

La percezione è uno strumento. E' inutile identificarsi con lo strumento, esso è solo un utensile che serve per accedere a una sostanza. Gli occhi servono per vedere, le mani per toccare, ma noi non siamo gli occhi o le mani e nemmeno ciò che con essi percepiamo. Questo principio dovrebbe deviarci dalla tendenza ad aggrapparci a ciò che percepiamo e ai mezzi con cui percepiamo, come se fosse qualcosa che ha una sua fissità o come se fosse tutto così reale e veritiero. Tutto questo, essendo solo strumento, ci deve condurre a quella Sorgente Spirituale che è al di fuori della percezione personale.

Affinare la propria percezione aiuta a migliorare innanzitutto la percezione di se stessi e a favorire l'espansione della coscienza. Intendo per coscienza l'atto del percepire. Estendere la propria sensibilità consente di accedere a chiavi di comprensione profonda, per aprire porte velate dall'inconsapevolezza e che, evidenziate dall'intuizione, si manifestano agli occhi del sentire.

Esercizio n. 10: Semplicemente Percepire

Poniti a circa un metro di distanza da una foglia, un fiore, una pianta, scegli tu cosa percepire. Poi comincia a disegnare con lo sguardo i suoi contorni, come se tu volessi entrare dentro di esso. Poi rimani a contemplare, semplicemente registrando le sensazioni fisiche, emotive, mentali, sottili. Ad ogni sensazione che si presenta, non preoccuparti di dare subito un significato, ma con pazienza rimani e attendi che il senso di ciò che hai percepito arrivi spontaneamente dalla percezione stessa. Ricordati infine di distaccarti e di uscire da ciò che stavi percependo.

Empatia e Telepatia

Dopo che si sono sviluppati i cinque sensi sottili, corrispondenti ai cinque sensi fisici, prima di tutto diventando consapevoli delle percezioni che passano attraverso questi sensi, e poi imparando a gestirli, si inizia a fare esperienza dell'empatia. Empatia (dal greco em-pathos = dentro-il sentimento che sta provando l'altra persona) significa sentire quello che sente l'altro. Ma, come per lo sviluppo dei cinque sensi sottili, questo può avvenire a livelli diversi.

Noi possiamo vivere l'empatia in modo inconscio, quando viviamo la stessa emozione che sta provando qualcun altro e ne siamo completamente identificati. Per esempio, se l'altra persona sta provando dolore per qualcosa che ci tocca interiormente, anche noi proviamo quel dolore, ma a livello della nostra coscienza non abbiamo abbastanza distacco per osservarlo senza lasciarci coinvolgere emotivamente e totalmente da esso. Oppure noi possiamo sentire dentro di noi la stessa emozione che prova quella persona con un distacco sufficiente da poter osservare questa situazione emotiva, riuscendo di conseguenza a gestire noi stessi, la relazione con l'altro e la situazione con prontezza, lucidità, chiarezza d'intenti e azione.

Noi possiamo fare tutto ciò senza diventare indifferenti al dramma personale cui stiamo assistendo e gli altri continueranno a sentirsi in comunione e in amicizia con noi.

L'empatia è la prima chiave per aprire la porta di qualunque tipo di relazione umana noi stiamo vivendo in quel momento.

Possiamo aver studiato innumerevoli nozioni sulle dinamiche psico-emotive nelle relazioni umane, aver sperimentato anni di pratiche di meditazione e aver vissuto i più incredibili stati d'estasi durante esperienze mistiche, ma se non creiamo una profonda empatia con l'altro, nessun reale contatto può avvenire.

Come si crea l'empatia consapevole? L'unica strada è essere presenti durante l'incontro.

La presenza richiede di essere il più possibile svegli a livello di coscienza. Il che significa riuscire ad essere dei testimoni consapevoli di quello che sta accadendo emotivamente e psichicamente dentro di noi. Se non lo siamo non è possibile nemmeno vedere e gestire tutto ciò che sta vivendo interiormente l'altra persona.

Vivere l'empatia in una relazione significa porsi nella stessa lunghezza d'onda, essere alla pari, nel senso che nessuno è in una posizione di superiorità o di inferiorità e ci si comprende.

Il Metodo Lecopea è un metodo empatico perché, secondo questo metodo, la lettura dell'aura accade quando un campo energetico si sintonizza con un altro campo energetico divenendo, come spiegato nel capitolo precedente, un unico campo vibrante.

Telepatia (dal greco thele = distanza e pathos = sentimento) significa comunicare a distanza i propri sentimenti.

La prima forma di telepatia di cui si è iniziato a parlare alcuni anni fa, all'interno della nostra cultura moderna, riguarda quella forma di telepatia dove si trasmettono a distanza dei pensieri creati dalla mente di due o più individui. Questi pensieri possono contenere parole, immagini, suoni, ecc.

Per fare degli esempi abbastanza popolari, ricordiamo quelle situazioni che avvengono spontaneamente, come quando pensiamo intensamente ad una persona e questa ci telefona o ci suona il campanello di casa. Oppure quando noi stiamo pensando ad una determinata cosa e la persona che si trova accanto a noi ci comunica proprio quella cosa a cui noi stavamo pensando.

Anche se gli esempi potrebbero essere innumerevoli, sono state fatte delle sperimentazioni scientifiche in laboratorio da parte di alcuni ricercatori, soprattutto negli Stati Uniti. In questi esperimenti venivano trasmessi pensieri a distanza creando un isolamento totale tra i due individui che entravano in contatto telepatico.

Da alcune sperimentazioni di telepatia istantanea, che abbiamo portato avanti, sono emerse alcune condizioni favorevoli alla pratica e che abbiamo inserito in seguito nella seduta di lettura dell'aura, per renderne più efficace la comunicazione.

Ciò che principalmente è emerso è di evitare totalmente di effettuare un'auto-lettura, dimenticandosi di ascoltare qualsiasi tipo di sensazione che arriva dal proprio corpo fisico, dalle proprie emozioni, dalla propria mente e le percezioni sottili che riguardano noi stessi.

Quello che è invece importante fare è di focalizzarsi completamente sulla percezione sottile dell'altra persona, con una sensazione di non esistenza di sé. Questo tipo di telepatia non aiuta di certo nel lavoro su di sé e neanche a livello terapeutico, ma ha l'utilità di aiutare a meglio comunicare con l'altra persona.

Tra i nuovi valori che si stanno incarnando oggi sul pianeta, grazie al contributo delle coscienze che vibrano già a ottave superiori, si sta diffondendo una nuova via di comunicazione telepatica, che si avvale di frequenze ancora più sottili.

Si tratta di un'interazione interpersonale che avviene

attraverso il linguaggio telepatico del cuore. Una nuova forma di telepatia che non riguarda la mente, ma usa un linguaggio che funziona attraverso la trasmissione dell'impulso nervoso del battito cardiaco, e crea così un dialogo telepatico con questo tipo di frequenza.

Già a molti questo accade, anche se non sono a conoscenza di questo processo e il sintomo che ne consegue è una sorta di accelerazione del battito cardiaco. Tale accelerazione non è dovuta solo al fatto di allinearsi alle nuove frequenze del pianeta, ma avviene anche perché l'organo cardiaco, attraverso i circuiti nervosi, sta trasmettendo e ricevendo, quindi anche elaborando, delle informazioni che incarnano nuovi valori e permettono di sviluppare questa nuova via di comunicazione che ci connette al Cosmo.

Rispetto alla telepatia intesa come trasmissione di pensieri, questa telepatia cardiaca ci dà la possibilità di connetterci ad una rete d'informazioni ancora più ampia.

In questo processo telepatico una delle due persone coinvolte o entrambe, ricevono dei codici di comunicazione direttamente dalla rete Cosmica, e li trasmettono all'altro.

Un esempio molto chiaro di nuova telepatia lo abbiamo vissuto in prima persona. Qualche giorno fa Roberto si stava chiedendo quale utilità poteva avere un'equazione che aveva canalizzato diversi anni prima e che, fino a quel momento, era rimasta chiusa dentro ad un cassetto. In quel momento, senza conoscere quell'equazione, spontaneamente, ho detto a Roberto "Non è che magari quell'equazione contiene dei codici numerici che aspettano di parlarti e che quindi sono traducibili in parole?". Immediatamente Roberto ha avvertito un forte sussulto nel cuore ed improvvisamente gli si è aperta di fronte agli occhi una porta che conteneva l'informazione di quello che lui avrebbe dovuto fare di quell'equazione. Mi ha detto: "Quell'equazione contiene dei suoni sottili che mi stanno cantando nelle orecchie e che contengono degli insegnamenti". Da lì a pochi giorni ha tradotto l'equazione in canto poetico e insegnamenti che riguardano il Risveglio della Coscienza.

L'empatia e la telepatia, se gestite in modo consapevole, come i cinque sensi sottili, rappresentano gli strumenti fondamentali per una buona riuscita della lettura dell'aura. L'empatia, intesa come il sentire profondamente se stessi e, insieme, l'altra persona, è la qualità che rende la Lettura dell'Aura fortemente autentica.

Esercizio n. 11: Percepire l'altro con Empatia

Questo esercizio provate a praticarlo mentre vi state relazionando con qualcuno, non è necessario che l'altro ne sia a conoscenza. Mentre state dialogando con un'altra persona, provate a praticare l'attenzione divisa, come è stato spiegato precedentemente, portando la vostra attenzione sul vostro respiro per rendervi più presenti, su ciò che l'altra persona verbalmente vi sta comunicando, ma soprattutto cercate di sentire cosa sente l'altra persona. Quest'ultima attenzione può avvenire percependo sensazioni fisiche, sensazioni sottili, percependo uno stato emotivo oppure i pensieri che stanno attraversando la mente dell'altra persona. Sentite quali sono i punti di forza che vi mettono in connessione energetica con l'altra persona e quali sono invece i punti più deboli. Date infine l'intento interiore di armonizzare la comunicazione, in modo che i vostri corpi sottili si organizzino per fornirvi una strategia energetica per migliorare quella relazione.

I Sensi Sottili e la Lettura dell'Aura

L'aura è attraversata dalle informazioni che riguardano il nostro vissuto. Leggere l'aura equivale alla lettura di qualche pagina del libro della nostra vita.

Ma come avviene una lettura dell'aura e a che cosa può servire? Bisogna innanzitutto alzare le antenne, che vuol dire aguzzare tutti i sensi sottili, azione che tutti quanti siamo predisposti a fare, facendo parte del nostro comune patrimonio genetico. Coloro che non sanno di avere i sensi sottili è solo perché ancora non hanno scoperto che, questi ultimi, si sono solo assopiti e che basta risvegliarli, esercitandoli. Infatti, essi non sono altro che l'estensione dei nostri sensi fisici.

La percezione è direttamente collegata alla coscienza di ogni persona, intendendo la coscienza come l'atto del percepire.

La coscienza è inoltre scolpita da diversi fattori limitanti, ma che non essendo reali si possono dissolvere assieme alle nostre false credenze.

Per percepire ciò che normalmente non consideriamo tangibile, occorre innanzitutto l'apertura e la fiducia a cogliere le fluttuazioni invisibili, perché sottili, e focalizzarle fino a dare loro una forma, un suono, un colore, un nome.

Quando sintonizziamo i nostri sensi alle onde di frequenza del campo elettromagnetico di un'altra persona, accade che tale campo comincia a comunicare con noi attraverso simboli che fanno parte del nostro immaginario, quindi comprensibili e molto spesso traducibili attraverso la metafora.

I nostri sensi sottili sono solo il canale per poter comunicare, come se fossero le nostre orecchie e la nostra bocca allo stesso tempo.

Tutti i nostri organi di senso hanno una funzionalità sottile e, anche i chakra possiamo considerare come organi di senso, ci permettono di attuare una comunicazione attraverso un linguaggio non - lineare. Si tratta di un linguaggio olografico che ha una sua circolarità e contiene tutto quello che è percepibile.

Gli stessi chakra hanno una forma spiraleggiante e anche l'energia ha sempre un moto della stessa forma. Il fatto poi di percepire dipende sempre dalla coscienza di ogni persona.

Il linguaggio che si pratica determina le strutture mentali e influisce sulla coscienza. Il linguaggio che abbiamo imparato fin da piccoli lo applichiamo in maniera meccanica, ecco perché è molto utile esercitare presenza e attenzione anche se vogliamo praticare un linguaggio che apre la nostra visuale sulle infinite realtà possibili. Altrimenti continueremo a portare avanti un'eredità inconsapevole che ci intrappola in un'unica realtà come se fosse questa l'esistenza intera.

Quello che il lettore dell'aura percepisce, nella ricezione dell'intero campionario di simboli, sono vibrazioni che si palesano sotto forma di immagini, colori, suoni, profumi, sensazioni. Si tratta di un ricco linguaggio che ci fa da promemoria sull'intero nostro vissuto.

Mi capita ancora a volte di incontrare persone che vedono il chiaroveggente o il sensitivo come qualcuno che possiede doti speciali. Ognuno di noi è dotato di sensitività anche se la sensitività non va di pari passo con la consapevolezza, così come si può essere bravi chiaroveggenti, ma non essere empatici.

Tutti conosciamo i sensi fisici: vista, udito, olfatto, gusto, tatto ed il loro uso, ma spesso ne utilizziamo solo una piccola parte, quella più superficiale. Non allenando la parte più sottile dei nostri sensi, anzi ignorandola, essa si atrofizza, proprio come accade se per un po' di tempo non dovessimo più utilizzare un arto, ma questo non vuol dire che ne abbiamo perso l'uso.

Vi invito a provare più volte ad andare in un bosco o in un luogo dove c'è la natura che aiuta ad amplificare la sensibilità e, prestando attenzione ai diversi sensi sottili in maniera isolata, a sentirne o percepirne il prolungamento. Ad esempio, se sentite il canto di un uccello provate a seguirlo con la vostra attenzione uditiva e ad andare oltre il suono che normalmente avreste udito. Con la pratica vi accorgerete ad un certo punto che il suono continua e diventa più sottile, e potrebbe essere che arrivate a sentire anche altro. Forse non ci riuscirete la prima volta, ma non arrendetevi subito, è solo questione di allenamento.

Lo stesso avviene con la vista. Se guardate una foglia o un sasso, provate a guardare oltre i confini e alle linee che avete davanti, arriverete a vedere molto di più.

Vi potrà capitare, se portate un'attenzione particolare, di percepire profumi che in quel momento non capite da dove arrivano. Oppure potrete accorgervi che, a mano a mano che vi spostate nello spazio, cambia il sapore che sentite nella vostra bocca o si modifica la vostra sensazione interiore. Questo è solo uno degli esercizi che proponiamo nel lavoro sullo sviluppo della sensitività e tutte le volte la maggior parte delle persone si stupisce di quanto è riuscita a percepire con una pratica così semplice.

Ciò ci fa comprendere quanto cambia la nostra percezione quando prestiamo maggiore attenzione e ci focalizziamo con fiducia e apertura.

Si potrebbero aprire innumerevoli varchi verso altri mondi che, non così lontani da questo, sono ad esso intrecciati.

Ogni nostra percezione ha una sua profondità infinita, non presenta una fine, ma la possibilità di estenderci verso i suoi diversi livelli a mano a mano che la nostra coscienza cambia. Non amo tanto le definizioni che separano e classificano qualcosa in livelli, ma quello che credo è che esiste il vibrare, un unico vibrare che può assumere tutte le forme possibili. Esiste il percepire che coincide con il vibrare ed allo stesso modo può fluire in tutte le forme possibili.

Oggi in molte persone si stanno risvegliando delle potenzialità interiori che le portano a percepire oltre il conosciuto. Purtroppo, quando si cominciano a sentire voci e ad avere visioni, nella nostra società ancora spesso questo fenomeno viene scambiato come sintomo di squilibrio psicologico e si interviene farmacologicamente. Per alcuni, infatti, il fatto di vivere un risveglio di facoltà sensitive può rappresentare un disagio, se queste non sono comprese come tali e, di conseguenza, gestite e utilizzate per velocizzare le proprie comprensioni più profonde.

L'attivarsi di un sentire interiore più aperto a sensazioni sottili, oggi così frequente, è diretta conseguenza dell'accelerazione vibrazionale di tutto il pianeta, ma è un processo che, all'interno del

Disegno Cosmico ha un'importanza fondamentale, quella di rispecchiare sempre di più l'uomo per quello che è, teso alla riscoperta del proprio potere interiore, necessario per la una evoluzione integrata all'attuale passaggio di ottava.

Effettuare una lettura dell'aura con il metodo Lecopea vuol dire utilizzare i preziosi strumenti che sono i sensi sottili per metterli a servizio delle persone, al fine di sostenere e stimolare processi riequilibranti e di espansione dell'espressione personale.

Alcune persone, nell'affrontare e nel riequilibrare questioni che riguardano la loro personalità, cambiano atteggiamento nei confronti della vita e arrivano ad avere comprensioni che permettono loro di effettuare passaggi spirituali importanti.

Ogni seduta di lettura dell'aura rappresenta un rituale, che segue una traccia, composta di diversi moduli, che toccano le diverse tematiche che ogni persona si trova ad attraversare nella vita. Questa traccia consente all'operatore, dopo che avrà praticato la percezione, di raccogliere una serie di informazioni che, una volta esposte, vanno a costituire un discorso approfondito che ha una sua completezza.

La dinamica della seduta avviene ponendosi a circa 4 mt di distanza dalla persona che riceve la lettura e che dovrà avere dietro uno sfondo chiaro. Né l'operatore né la persona devono avere una luce diretta su di loro. La seduta si svolge in diverse fasi, prima l'operatore si deve preparare con una pratica che lo aiuta a rafforzare il suo radicamento, che gli consente di effettuare una corretta igiene della sua aura, richiamare un senso di sacralità e indurre la percezione sottile, oltre che favorire la sintonizzazione con il campo energetico dell'altra persona.

La lettura può essere focalizzata su di una tematica o una domanda che viene posta all'operatore. Dopodiché avviene la percezione vera e propria, dove vengono utilizzati tutti i canali percettivi, tenendo presente che ognuno predilige quello che fa già parte della sua anima.

Durante la percezione si pratica l'attenzione divisa perché l'operatore dovrà essere presente a se stesso e allo stesso tempo dovrà percepire l'altro. Durante la percezione il campo energetico che viene percepito è dinamico e dialoga con lo sguardo dell'operatore.

Sempre durante la percezione, applichiamo la scrittura automatica per annotare le informazioni che emergono, senza passare attraverso la razionalità.

A questo punto, si traducono in parole le vibrazioni percepite e si instaura così anche un dialogo verbale, dove, con molta attenzione alla comunicazione che deve essere di sostegno, utilizzando le capacità intuitive, si aiuta la persona a creare dei collegamenti con ciò che vive.

In questo modo la lettura prende un connotato molto concreto, in quanto la persona riconosce ciò che le viene riportato tra le varie scene del proprio vissuto. Molto importante è il riscontro che la persona dà all'operatore perché si tratta di un dialogo e inoltre, l'operatore non funge da oracolo, ma svolge un'attività simile a quella del counselor.

Durante tutta la seduta intercorre una collaborazione tra l'operatore e il suo cliente che, quindi, non occuperà una posizione passiva.

Alla Lettura dell'Aura segue il Trattamento di riequilibrio ed infine, il rituale si conclude con una chiusura di tutta la pratica, dove si prende distacco da tutto ciò che è accaduto e non si trattiene nulla, ma soprattutto si ringraziano le forze spirituali per aver permesso ed assistito questo incontro.

Esercizio n. 12: Allenare i Sensi Sottili

1 - Poniti a qualche metro di distanza da un grande albero, in un giorno in cui il cielo è terso, con attenzione a non avere la luce del sole diretta negli occhi. Prima rilassati, sintonizzati con il tuo respiro, mantieni gli occhi chiusi per qualche attimo. Poi comincia ad aprire gli occhi gradualmente, fino ad aprirli del tutto, ma mantenendo lo sguardo morbido, rilassato e rivolgendolo verso e intorno all'albero. Preoccupati solo di rimanere rilassato, senza nessuno sforzo di voler cercare nessuna immagine. Lo sguardo in maniera naturale si sfocherà e aspetta che accade di vedere un alone chiaro intorno ai rami e al fogliame. Potresti anche vedere la sagoma di rami che sono stati tagliati, in quanto una parte del campo energetico rimane.

2 - Sfrega le mani e poi prova a percepire con esse, rimanendo a pochi centimetri di distanza, diversi oggetti che ci sono nella stanza, di materiali diversi. Prova anche con una pianta o con un animale domestico, per percepire le differenze che ci sono tra i diversi campi energetici. Anche tutto ciò che è inorganico ha un

campo energetico, che sarà diverso rispetto all'aura di un animale o di una persona.

3 - Siediti tranquillamente e ascolta i rumori che ci sono nella stanza o che arrivano dall'esterno. Scegli un suono alla volta e seguilo con la tua attenzione, per vedere fino a dove puoi arrivare. Allenandoti, ti accorgerai che anche l'utilizzo del tuo udito ti può far percepire ciò che è più sottile.

L'Intuizione

Nel Metodo Lecopea l'intuizione viene allenata per collegare velocemente l'esperienza alla comprensione.

Infatti, la capacità intuitiva consente di accedere rapidamente ad una verità, in quanto non prevede un ragionamento. L'intuire è immediato, veloce, chiaro e semplice.

Quando si cerca di capire qualcosa, si sta già sfuggendo dal cogliere un'intuizione e c'è il rischio di addentrarsi nella macchinosità e complessità di un ragionamento che può risultare deviante.

Nella nostra società si tende ad utilizzare soprattutto la mente e la logica razionale perché così ci siamo abituati a fare, ma questo ha contribuito a creare il meccanismo per cui cerchiamo di capire razionalmente anche quando non ce n'è bisogno, ostacolando così l'intuire.

Non ci sono persone che hanno la mente intuitiva ed altre che non ce l'hanno, in quanto l'intuizione è una funzione propria della mente umana.

Siamo pervasi continuamente da una pioggia di intuizioni, che possono raggiungere la nostra coscienza solo se trovano uno spazio in cui insinuarsi. Se questo spazio è occupato costantemente da altro, come ad esempio i nostri pensieri, le intuizioni scivoleranno via come le gocce di acqua sopra una superficie impermeabile. Infatti, molto spesso l'intuizione arriva quando non stiamo più cercando e non ce l'aspettiamo. In quell'istante c'è un abbandono, fuori dal controllo della razionalità, che dispiega un campo fertile al fiorire di un'intuizione.

Nella Lettura dell'Aura vengono percepite vibrazioni. Siccome lo scopo della lettura è quello di fornire informazioni utili a migliorare degli aspetti della vita, una volta percepite, occorre tradurre le vibrazioni in parole, o comunque in un linguaggio comprensibile, affinché assumano un significato pratico.

L'errore di molti allievi, all'inizio dell'apprendimento, è quello di percepire delle sensazioni e di fermarsi lì senza comprendere cosa queste vogliano dire.

Altro errore è quello di partire in quarta con grandi interpretazioni, secondo dei parametri o delle associazioni mentali che allontanano dall'essenza dell'informazione rilevata.

Le vibrazioni percepite vanno interpretate per avere utilità, ma l'interpretazione è intuitiva. Non ci si può aspettare di percepire vibrazioni con i sottotitoli, perché queste non parlano in italiano, in inglese o in francese, ma parlano un'unica lingua che non prevede lo studio di vocaboli.

Alcune volte ciò che si percepisce è subito chiaro, parla da sé, altre volte si esprime per immagini simboliche ed occorre intuirne il collegamento con ciò che una persona vive e che è per lei utile sapere.

L'analogia può essere un prezioso strumento di comprensione perché evidenzia una similarità che fornisce un significato in maniera diretta mantenendone la profondità.

Trovo inutile il fatto di utilizzare dei protocolli di comprensione di ciò che viene percepito, anche se sono avvalorati da valide casistiche. Questo avviene soprattutto in molti manuali, che ci sono in commercio riguardo l'argomento Aura e Lettura dell'Aura, per dare un significato alla gamma di colori rilevati nell'Aura.

Una percezione avviene in un istante con la collaborazione di una serie di fattori che contribuiscono perché ciò avvenga in quell'istante.

E' davvero difficile e riduttivo schematizzare tutto questo, anche perché ci porterebbe, durante una percezione, a venire meno allo stato di presenza richiesto per effettuare una buona percezione, andando invece a cercare un'associazione di significato in un protocollo preconfezionato. In quest'ultimo caso inoltre non ci può essere l'esercizio dell'intuizione.

Il consiglio è dunque quello di rilassarsi, di abbandonare il tentativo di capire il significato di ciò che si percepisce, che tanto non segue nessuna logica razionale, e di rimanere, con pazienza, ad attendere le risposte con presenza per poter cogliere l'intuizione.

Esercizio n. 13: I Segni che parlano

Un esercizio interessante per imparare a sviluppare l'intuizione, ma anche utile per comprendere gli eventi che accadono è quello di cercare di leggere intuitivamente i segni. Quando ti accade qualcosa che ti ostacola chiediti "Che cosa mi costringe a fare?" oppure "Che cosa mi impedisce di fare?" e poi aspetta la risposta, ovviamente senza entrare in un'interpretazione analitica, ma rimanendo aperto ad eventuali intuizioni.

La Comunicazione

La comunicazione utilizzata in questo metodo è chiara, morbida e profonda. La cura dell'aspetto comunicativo attraverso la parola è fondamentale.

Le parole sono infatti suoni, vibrazioni, così come anche il campo energetico dell'Aura.

Quando si emettono questi suoni, essi hanno un'influenza nell'Aura, sia di chi li emette sia di chi li riceve. Ecco perché, durante una Lettura dell'Aura, nel riportare le informazioni che abbiamo percepito, cerchiamo di accompagnare l'informazione con attenzione ai movimenti energetici sottili che scorrono nel dialogo.

Quando il lettore dell'Aura inizia a parlare delle sue percezioni, la percezione sottile e il dialogo energetico continuano, è come un bellissimo mandala che continua ad espandersi davanti ai nostri occhi.

Nel riportare le informazioni percepite è inoltre importante notare le reazioni della persona che riceve una lettura. A volte le persone, senza accorgersi, tendono a chiudere delle parti del corpo oppure ad aprirsi e a rilassarsi, in base alle vibrazioni da cui vengono raggiunte e in base a quali tasti interiori o inconsci vengono toccati.

Imparando a vedere tutti questi movimenti sottili è possibile modulare e gestire la comunicazione in maniera più consapevole ai fini di favorire una guarigione energetica.

Nel Metodo Lecopea anche la scelta delle parole è molto accurata. Utilizziamo un linguaggio che sia il meno duale possibile. Ad esempio, non diciamo mai che qualcosa è positiva o negativa, ma cerchiamo solo, con delicatezza, di descriverne le caratteristiche senza allegarvi una connotazione o un giudizio. Non utilizziamo mai parole come blocco di energia, o altre espressioni che possono avere un impatto troppo forte su chi le riceve.

L'attenzione va sempre, qualsiasi cosa diciamo, nel sostenere la persona in maniera delicata. Bisogna sempre tenere presente che leggere un'aura non è come leggere un libro scritto, dove le lettere rimangono ferme, ma il campo energetico dell'aura è dinamico, ed il suo dinamismo viene influenzato anche da ciò che diciamo.

In alcuni contesti c'è la tendenza ad utilizzare un linguaggio uniformato e costituito da luoghi comuni. Ad esempio, frequentando il mondo olistico da tanti anni sento spesso dire frequentemente le stesse frasi, che se portate al di fuori da quel contesto non vogliono dire nulla. Stimolo quindi i miei studenti a adottare, durante le sedute di Lettura dell'Aura, un linguaggio semplice, evitando termini tecnici o che possano risultare incomprensibili da chi non ha frequentato i loro stessi percorsi, un linguaggio che possa essere compreso da chiunque, anche da un bimbo di cinque anni.

Un altro aspetto della comunicazione, che curiamo, è il suo radicamento. Infatti, quando si parla di energia spesso si finisce per parlare in modo vago e completamente lontano dalla realtà, forse per sembrare più spirituali, ma questo è poco utile. Un esempio di questo sono tutti coloro che si sentono guerrieri di luce, ma non hanno il coraggio di trasformare i loro disagi nella pratica, non sarà forse una fuga dalla realtà?

Parlare di energia non significa parlare di fumo, ma di questioni molto concrete, delle questioni materiali della vita, imparando a leggerne anche lo spessore energetico per averne una visione e una gestione più ampia. Avere un atteggiamento radicato dà maggiore chiarezza nell'espressione. Assumere un atteggiamento delicato, attento e leggero nell'accompagnare le parole nella comunicazione, fa di ogni nostra parola un dono, un seme di benevolenza.

Il modo di comunicare che adottiamo durante la seduta di Lettura dell'Aura non è scontato che avvenga e, quindi, non è sufficiente averlo studiato a livello nozionistico, ma è necessario farne pratica.

Il linguaggio ordinario è normalmente costituito di meccanismi che abbiamo acquisito e che si sono ben radicati nel nostro mentale.

Alcuni meccanismi linguistici hanno origine da come funziona la coscienza in questa epoca, altri sono tipici della cultura e dell'ambiente in cui viviamo. E' ovvio quindi che una comunicazione consapevole va sviluppata, imparando prima di tutto a riconoscere tali meccanismi.

Questo può avvenire se, con costanza, ci si allena con gli esercizi di presenza, altrimenti, senza accorgersi, si rischia di parlare sempre con le medesime espressioni e senza presenza, lasciando che l'esito di una comunicazione vada un po' da sé e spesso procedendo con un concatenarsi di reazioni automatiche.

Roberto ed io abbiamo provato a fare degli esperimenti durante i corsi, chiedendo alle persone di parlare solo al tempo presente, quindi di escludere dalla loro espressione verbale i verbi al passato e al futuro. I risultati di questo esercizio sono stati che le persone rallentavano per porre più attenzione a ciò che dicevano e comunque nessuno riusciva a mantenere questa attenzione, ripiombando nel meccanismo della grammatica acquisita dalla nostra mente e qualcuno dopo un po' di tempo di sperimentazione ha condiviso che si sentiva confuso.

Tutto questo è normale nello stato ordinario di presenza, dove andrebbe allenata, con disciplina e costanza, la concentrazione anche per quanto riguarda le parole utilizzate nel linguaggio, che altrimenti segue solo dei meccanismi di cui non si è coscienti.

Se così non fosse potremmo utilizzare sempre la parola in maniera focalizzata, mirata ad aprirci dei varchi attraverso il potere del suo suono e dell'intenzione.

Durante la pratica della Lettura dell'Aura non pretendiamo di essere tutti illuminati, anche se l'anelito è questo, ma di impegnarsi a coltivare con perseveranza lo stato di presenza, anche nella comunicazione, per poter essere più efficaci.

Quando si esercita una comunicazione consapevole si è maggiormente predisposti ad ascoltare i bisogni degli altri, senza dimenticarsi i propri. Si è inoltre in grado di trovare le parole per esprimere il sentire. La comunicazione diventa così più profonda ed assume un connotato vibratorio che va oltre le parole e la razionalità.

Comunicare diventa come cantare insieme una melodia per allinearsi, per comprendersi, per eventualmente potenziarsi e trovare strategie che arricchiscono ogni dialogo. In questo modo ascoltare e parlare sono un'unica azione e non ci può essere distonia.

Esercizio n. 14: Comunicare è soprattutto ascoltare

Comincia dall'ascolto di te stesso, semplicemente ogni volta che parli prova ad ascoltare la tua voce, fermandoti qualche attimo prima di parlare. Ti accorgerai che perfino il tono della voce cambia e potrebbe essere sorprendente osservare come potrebbe essere diversa la tua comunicazione. Non prendertela se ti dimentichi l'esercizio, i meccanismi sono sempre molto veloci e ci vuole un po' di sforzo a ricordare e poi a mantenere la focalizzazione su qualcosa.

L'Osservazione e il Distacco

Nella pratica della Lettura dell'Aura, portando l'attenzione cosciente ed emotivamente distaccata su un aspetto interiore importante, s'inizia un movimento energetico di trasformazione. Guardare ogni cosa con gli occhi nuovi rende limpida una visione.

La nostra personalità può essere metaforicamente considerata come una serie di lenti deformanti che interpretano la realtà proiettando su di essa il proprio vissuto. Ed ecco che gli occhi non vedono più chiaramente ciò che hanno davanti, ognuno vedrà cose diverse perché diverse sono le personalità e i vissuti.

Ma se ci facciamo da parte accade un fenomeno speciale: lasciamo accadere. Infatti, lasciamo accadere la vita che scorre rimanendone testimoni. Torniamo al fatto che tutto è vibrazione e che non siamo noi a creare la vibrazione, ma possiamo solo percepirla.

Tanto più riusciamo a creare un vuoto dentro di noi, tanto più la percezione sarà pura. Questo non significa essere passivi. E' proprio quando lasciamo che ci sia un moto naturale dell'energia che questa fluirà trasformandosi, attraverso il nostro osservare. In questo caso gli occhi che guardano non sono gli occhi della mente, ma questi occhi non avranno nessuna localizzazione perché si troveranno ovunque semplicemente per sentire vibrazioni.

L'osservazione di cui vi parlo è un sentire attento, che non parte da una mente indaffarata a pensare a qualcosa di irreale o da una mente insistente per cercare di capire. Sono gli occhi della coscienza a guardare.

Proprio per questo motivo, nel Metodo Lecopea di Lettura dell'Aura, si esercitano delle pratiche spirituali per aiutare gli occhi della coscienza ad aprirsi e ad abituarsi a rimanere aperti un po' di più. E' come abituare gli occhi a guardare la luce abbagliante senza indossare occhiali con lenti deformanti.

Imparare a creare il vuoto ci permette di uscire dal sistema delle opinioni, un sistema che può risultare come una trappola se non ce ne accorgiamo. Le opinioni non fanno altro che allontanarci dalla vita autentica. Fermarsi a guardare entrando nel vuoto rende tutto possibile. Nell'abbandono sfumano i confini della mente. Nessuna resistenza, solo il buio e la vita che sorge.

Quella solitudine che si scioglie nel vuoto vitale è come un sentiero illuminato dalla luna. Nella totalità ci sono tutte le forme e, allo stesso tempo, nessuna forma da creare. E' là che tutto è possibile, nel vuoto.

C'è una sorgente da cui tutto origina e a cui tutto torna e non è nostra responsabilità disegnare questo cerchio, ma noi possiamo meravigliarci di tutto questo, come bambini.

E' un po' come dire che Dio contempla se stesso attraverso i nostri occhi.

So che può non essere facile osservare con neutralità creando il vuoto, ma esistono innumerevoli pratiche per avvicinarsi a questa condizione.

E' uno stato di presenza che non rappresenta un evento speciale, ma è lo stato di normalità, quando ce ne accorgiamo perché finalmente apriamo gli occhi, quando spazziamo via tutte quelle distrazioni inutili che occupano spazio ed ingombrano la mente, rallentando il nostro risveglio.

Ma al di là del risveglio, per praticare il Metodo Lecopea, è fondamentale allenare sempre e migliorare il proprio stato di presenza, per ottenere delle Letture dell'Aura sempre più limpide.

Lo stesso esercizio della pratica di Lettura dell'Aura, costringe ad assumere un atteggiamento interiore di maggiore presenza, perché ci dobbiamo porre come osservatori, in assenza di giudizio e attenti a ciò che accade davanti ai nostri occhi.

L'attenzione e l'osservazione sono totali perché dirette a ciò che percepiamo in noi e che sarà in risonanza con ciò che abbiamo intorno, come già detto, diveniamo un unico campo vibrante.

Questo tipo di osservazione è uno strumento che viene utilizzato in alcuni percorsi di risveglio interiore perché permette di migliorare il proprio stato di presenza per diventare sempre più totali e favorire il nostro risveglio come esseri spirituali.

Questo stesso strumento lo utilizziamo nel Metodo Lecopea nello svolgimento di una Lettura dell'Aura. Ecco perché questa metodologia richiede tanta pratica e non è immediata. Con questo non voglio spaventare chi si vuole avvicinare a tale Metodo, perché molti potrebbero pensare "io non ci riuscirò mai". Niente paura, l'apertura di cui ho parlato sopra avviene gradualmente, certo è che occorre una pratica costante e disciplinata.

L'effetto che si riesce a ottenere non è da considerarsi solo ai fini della Lettura dell'Aura, ma è un modo di essere che, una volta risvegliato, rimane attivo in tutto ciò che viviamo.

Il distacco, da non confondere con l'indifferenza, dà un senso di libertà dal coinvolgimento con ciò che percepiamo.

Non ci può essere neutralità senza il distacco. Inoltre, il distacco permette di vedere le cose senza esserci immersi, quindi nella loro completezza e non da un punto di vista limitato.

Il distacco consente di essere non-duali perché non identificati in una frazione di realtà ma avvolti dalla visione d'insieme. Il distacco di cui vi parlo, contrariamente a ciò che potrebbe far pensare la parola in sé, non è una separazione dalla realtà per meglio osservarla. Anzi il distacco rappresenta la fusione con il tutto per vederlo senza paletti cui aggrapparsi.

Durante la Lettura dell'Aura, l'interpretazione intuitiva di quello che viene percepito, prende forma quando tutte le informazioni vengono collegate tra loro fino a diventare un'unica informazione. Se invece ci si identifica con ogni singola informazione percepita, si perde il senso più profondo del discorso.

Distacco

Presenza

Consapevolezza

Velocità

Questi quattro elementi si possono sviluppare soltanto con la pratica e con l'osservazione da parte della propria Coscienza, sia utilizzando esercizi specifici, sia soprattutto durante la personale esperienza quotidiana imparando a sviluppare la concentrazione.

Sul piano psichico la velocità è maggiore rispetto alla velocità del piano fisico. Nei mondi sottili, dove le frequenze sono totalmente diverse da quelle della nostra dimensione, la velocità è diversa, l'avrete già sperimentato durante i sogni. Forse avete sognato per 10 min., ma il sogno può essere durato 3 anni, si tratta di una velocità maggiore anche rispetto ai nostri pensieri.

Anche noi viviamo piani sottili perché siamo coscienze multidimensionali, quello che può cambiare è la consapevolezza, le altre dimensioni non sono infatti dei mondi a sé, sono qui con noi, dipende da quanto ne siamo consapevoli.

Nelle relazioni, questi quattro elementi, se utilizzati con impegno, ci possono aiutare ad evitare di cadere in alcune dinamiche psichiche, che vengono spesso create da un sistema psichico evoluto (come la mente umana e non solo) che effettua una reazione inconscia di difesa, come risposta al nostro tentativo di iniziare un dialogo profondo a livello sottile.

Facciamo finta di essere i protagonisti di un film di fantascienza e di essere all'interno di una realtà virtuale, dobbiamo evitare alcuni trabocchetti (dinamiche psichiche), altrimenti ci troviamo nell'inconsapevolezza dell'inconscio e non gestiamo più la situazione, andando così in una dimensione di oscurità dove non vediamo più niente. Per fare questo abbiamo a disposizione proprio la presenza, il distacco, la consapevolezza e la velocità.

Tre Dinamiche Psichiche:

Programma Sentinella

Programma Deviante

Programma Specchio

Esiste un sistema di difesa costituito da queste tre dinamiche psichiche. Esso entra in funzione durante una qualsiasi relazione tra persone o in una qualsiasi seduta terapeutica o di percezione psichica.

Tale sistema di difesa si può attivare in modo compulsivo se l'operatore, o il terapeuta, non è sufficientemente presente, con la propria consapevolezza, a ciò che sta avvenendo nel livello più sottile della seduta o del contatto.

Facciamo l'esempio di ciò che può accadere in una seduta terapeutica quando si attivano le seguenti dinamiche, tenendo presente che tali principi valgono nel funzionamento di qualsiasi relazione umana.

1° Dinamica Psichica

Il Programma Sentinella

L'operatore attrae inconsapevolmente, per risonanza, un'altra coscienza che crea una situazione che blocca subito il flusso di energia, fino ad evitare di venire all'appuntamento o fino ad evitare il contatto sottile.

Oppure l'operatore attrae una coscienza che si presenta alla seduta o che comunque entra nel contatto sottile, ma che poi non è presente con la propria coscienza, perché si fa distrarre dalla sua sofferenza fisica, emotiva o psichica, e si sposta altrove dal luogo e dal momento che sta vivendo nella seduta o nel contatto sottile.

Il risultato di questa dinamica è l'annullamento completo dell'efficacia della seduta o del contatto.

2° Dinamica Psichica

Il Programma Deviante

L'operatore attrae una coscienza che inconsapevolmente porta sia l'operatore stesso, che la seduta terapeutica o il contatto sottile, fuori strada, cioè fuori dall'intento stesso che inizialmente aveva caratterizzato il contatto.

Questo accade perché la coscienza esce dai "binari", lasciandosi trascinare via dal proprio sfogo emotivo (se si tratta di una coscienza con una tipologia energetica emotiva), oppure da un fiume di parole e di concetti (se si tratta di una coscienza con una tipologia energetica mentale).

Il risultato di questa dinamica è il conseguente grande dispendio di energie da parte dell'operatore per riportare la seduta o il contatto sui propri "binari", nonché il potenziamento da parte della coscienza del proprio squilibrio.

3° Dinamica Psichica

Il Programma Specchio

L'operatore crea, insieme all'altra coscienza, una forte dinamica dello specchio. In questo caso l'operatore e l'altra coscienza, inconsapevolmente, si riflettono vicendevolmente una o più parti di loro stessi.

Il risultato di questa dinamica è la perdita di lucidità e di distacco emotivo da parte dell'operatore, con conseguente scarsa utilità della seduta o del contatto sottile, sia per la consapevolezza, sia per l'auto-guarigione o riequilibrio, dell'altra coscienza.

Non dimentichiamo che un operatore, è pur sempre un essere umano che porta con sé delle dinamiche, ha un vissuto e delle memorie registrate nella sua aura, così come il paziente. Questo vuol dire che è molto importante, per ogni operatore, allenarsi continuamente a rimanere in una posizione più neutrale possibile, per non rischiare di proiettare le proprie dinamiche personali e farsi così ingannare dal gioco degli specchi.

Inoltre, in questo sistema, l'operatore si fa tramite di informazioni che arrivano dalle vibrazioni più sottili dell'aura di chi riceve una seduta. Ciò significa che egli non dà le risposte e le soluzioni ai problemi di un'altra persona, in quanto non si può sostituire alla coscienza di quest'ultima, ma dà degli stimoli utili al risveglio della sua coscienza.

Esercizio n. 15: Allenare la Concentrazione

Per imparare a creare distacco e favorire l'osservazione neutrale, un primo passo è quello di sviluppare la capacità di concentrazione, proprio per riuscire a rimanere fermi con l'attenzione, senza farsi distogliere in continuazione da emozioni, pensieri, influenze esterne.

In questo esercizio siediti a gambe incrociate, assumendo una postura adatta per la meditazione. Rimani con gli occhi aperti e lo sguardo rilassato e morbido. Poni a circa un metro di distanza da te un oggetto, alla stessa altezza del tuo sguardo. Fissa poi l'oggetto per qualche minuto, rimanendo presente con lo sguardo. Se ti accorgi che ti stai assentando perché stai seguendo qualche pensiero, chiudi gli occhi e poi riaprili per ricominciare. Ripeti questo esercizio tutti i giorni, sempre con lo stesso oggetto per dare senso di continuità. Ti suggerisco di scegliere un oggetto che ha per te un valore sacro, per farti ispirare dal senso sacrale.

Lo schema ciclico personale

Abbiamo voluto dare una traccia da seguire nello svolgimento della Lettura dell'Aura con il Metodo Lecopea, per focalizzarsi su tutti quegli argomenti, che approfondiscono di molto la lettura e che riguardano da vicino il vissuto di ogni persona. Questo è stato necessario affinché i nostri studenti non si fermassero a rilevare ciò che percepiscono in superficie e, anche per dare alla percezione un significato molto concreto e che potesse avere un senso pratico, tenendo presente che ogni seduta di Lettura dell'Aura è un percorso che accompagna una persona a fare un viaggio attraverso di sé.

Il primo di questi argomenti è il considerare che ci sono degli eventi che si ripetono nella vita di ognuno, come delle colonne sonore che periodicamente fanno sentire il loro effetto.

Siamo abituati, nella nostra dimensione, a vedere gli accadimenti nella linearità del tempo. Un altro modo di considerare il tempo, più in tono con la natura dell'universo, la stessa del nostro DNA, è la sua manifestazione a spirale.

La spirale è il movimento dell'energia nell'Universo con cui si manifesta ciò che noi chiamiamo realtà. Questo significa che, ad ogni curvatura, che porta ad un nuovo anello della spirale, ci sarà il ritorno ciclico di uno schema.

Consentitemi, per ora, di rimanere sulla superficie di questa spiegazione, perché in realtà, stando allo stato di perfezione matematica del Creato, dove ogni cosa è esattamente al suo posto, pur nel dinamismo continuo che muove tale disegno, si potrebbero calcolare ed individuare le zone in cui ci sono le maggiori probabilità che lo schema di nuovo torni ad esprimersi attraverso eventi della vita. Questo è uno dei settori che, in questo tipo di lettura dell'aura è possibile sviluppare, proprio portando l'attenzione sullo schema, sulla sua origine e sul suo ripetersi.

La fisiologia del nostro corpo funziona seguendo dei cicli. Se appoggiate il palmo delle mani sul cuore percepite il movimento ciclico, percepite qualcosa che si ripete ritmicamente. Se appoggiate la mano nella zona delle ovaie, indipendentemente che abbiate il ciclo mestruale oppure no, potete percepire che ci sono dei cicli ormonali, oppure mettendo la mano sulla pancia, potete percepire dei cicli emotivi. Sui polsi potete sentire la pulsazione del sangue. Il respiro è ciclico e così via. Tutto ciò che funziona nel corpo è assolutamente ciclico.

Anche nel cervello non ci sono linee rette, ma ci sono dei cicli. Esso è la parte, a livello vibrazionale, con la frequenza più bassa, essendo la parte fisica della mente, a differenza degli altri nostri corpi, l'eterico, l'astrale, eccetera. Nel cervello ci sono dei cicli perché ci sono degli impulsi che non seguono una corrente lineare. Gli impulsi sono delle oscillazioni, delle rotazioni cicliche.

Sia quello che noi viviamo come piacevole, sia quello che noi viviamo come spiacevole, quindi che viviamo con sofferenza, torna ciclicamente, e, se pure si traveste a volte con maschere o vestiti diversi, in sostanza appartiene sempre alle stesse dinamiche. Esse non tornano perché noi non abbiamo compreso, tornano finché non abbiamo imparato e perché ogni volta comunque si arricchiscono di vibrazioni diverse.

A volte ci ritroviamo a vivere situazioni incisive per il nostro vissuto, situazioni diverse, in fasi diverse della nostra vita, che apparentemente non hanno alcun nesso tra loro, ma che invece, se andiamo a guardare ciò che palesano, ci possiamo meravigliare per la profonda connessione che c'è tra ogni evento, quando ci accorgiamo che, alla base, lo schema è lo stesso.

Non solo tali schemi si esplicitano in fasi diverse della vita, ma anche in sfere differenti. Per esempio, una problematica nell'ambito lavorativo ci può riportare ad una problematica nell'ambito relazionale perché mossa dalla medesima proiezione interiore. Se noi non risolviamo completamente la dinamica che vibra alla base dello schema personale ciclico, questo schema continuerà a ritornare nella nostra vita e anche oltre.

Questo accade a tutte noi anime perché, dal punto di vista spirituale-cosmico, per la legge della risonanza, attiriamo ciclicamente delle situazioni che ci richiamano il nostro schema personale, proprio perché attraverso di esso possiamo fare un passo in più per imparare un'ulteriore "lezione", che è fondamentale per noi conoscere in quel preciso momento della nostra evoluzione.

Si tratta dello stesso sistema che avviene nella musica quando siamo in presenza dell'intervallo di ottava. Il DO è una vibrazione, un'ottava sopra c'è un DO più alto. Questo viene chiamato un intervallo di ottava, tra i due DO ci sono tutte le altre note musicali. Ad esempio, mettiamo che il DO rappresenti per qualcuno la difficoltà di rapporto col denaro, per cui sei mesi prima, e non per la prima volta, si era ritrovato ad avere un grosso problema di budget mensile. Poi per diversi mesi non ha più questo problema, ma sei mesi dopo, se pure non nello stesso modo, si verifica di nuovo una problematica con il denaro. Quindi, apparentemente, ci sono situazioni diverse, ma ritorna il DO. C'è una differenza di ottava, perché infatti la frequenza vibratoria non è la stessa, anche se il suono è lo stesso. E' una differenza di altezza del suono, uno era più basso dell'altro. Stiamo parlando di musica, ma la musica è geometria e matematica, che sono gli unici linguaggi reali.

Così funziona l'Universo, e ovviamente anche noi non possiamo che funzionare nello stesso modo. In realtà la qualità è cambiata, ma la nostra mente, ci ripete: "No, ancora una volta! Ma allora sono sempre nella stessa situazione!" Quindi noi ci arrabbieremo dando la colpa all'Agenzia delle Entrate, al Governo, alla crisi economica, questa è assolutamente un'illusione.

Quando noi pensiamo in questo modo, siamo totalmente ipnotizzati, ma non dagli altri, è una forma di autoipnosi. Certo viviamo in questo pianeta, dove c'è un certo tipo di vibrazione, uno stato comune cui si finisce per assuefarsi, ma dal quale ci possiamo anche riscattare.

Primo passo: non dare la responsabilità agli altri. Secondo passo: non darci addosso, perché se lo facciamo siamo al punto di partenza. Terzo passo: accorgerci che sta tornando la stessa nota musicale, ma ha una qualità differente, in modo che si possa aprire una finestra per cogliere un aspetto nuovo di noi stessi.

Ciò significa che se io faccio un certo tipo di lavoro su me stesso, e mi accorgo di alcune dinamiche, quando torna il DO, posso comunque fare in modo di vivere tutto in maniera meno grave, quindi anziché non riuscire più a pagare l'affitto a fine mese, magari capita che guadagno di meno, però cado in piedi, mentre prima cadevo facendomi male.

Lo schema ciclico è uno schema sacro, perché in questi momenti, dove c'è una differenza di ottava, possiamo fare un salto quantico, i salti quantici sono infatti salti di ottava.

Se qui ci fosse un fisico quantistico vi direbbe "Attenzione, gli elettroni possono fare un salto quantico da un certo tipo di livello energetico al successivo, quindi ad un livello energetico più alto, seguendo lo stesso sistema della scala musicale".

Il salto di ottava noi lo possiamo fare cogliendo quelle che noi chiamiamo crisi. Non è importante se certe volte le viviamo in maniera più gravosa o meno, sono crisi.

Le situazioni di crisi sono uno specifico movimento di energia cosmica. Qualcuno di voi potrebbe chiedersi "Ma è proprio necessario che ci sia una crisi?" Ebbene sì, perché questo non è un fatto culturale, ma è un fatto energetico. Infatti, tra il SI ed il DO c'è una variazione a livello di frequenza fondamentale.

La crisi si può manifestare come una malattia o come una crisi emotiva, o più a livello psichico, ma stiamo parlando sempre della stessa cosa, al di là di come si manifesti.

Una crisi la potete vedere sotto forma di qualsiasi manifestazione di una realtà che è assolutamente illusoria, perciò potrebbe anche essere l'automobile che si guasta e ti lascia a piedi, oppure la necessità di cambiare l'automobile. Può essere qualunque tipo di manifestazione dove comunque voi vi trovate in difficoltà.

È ovvio che, più è lieve, meno c'è occasione, a livello di potenza energetica, di avere consapevolezza. Più forte è la crisi, più essa diventa una finestra.

La nostra crisi, al di là del fatto che si manifesti più a livello fisico che emotivo, nasce da uno schema che si è ripresentato, e così continua. Le altre persone vanno a rinforzare questa crisi perché si agganciano a questa nota DO, attirate nella nostra vita per legge di risonanza.

Quindi attiriamo delle persone che ci rispecchiano. In questo caso, il terapeuta legge le relazioni che intercorrono tra la persona e chi la circonda ed inizia a vedere l'effetto dello specchio.

In ciò che vi racconta la persona è insito ciò che lei sta vivendo, però essendo una situazione di crisi è un po' come chiedere che colore ha l'acqua in superficie quando la persona è sott'acqua.

Il terapeuta può fare una lettura dell'aura e mostrare alla persona tutti gli armonici di questo DO. In questo suono ci sono moltissimi armonici che noi apparentemente non sentiamo, cioè tutte quelle sfaccettature vibranti che determinano una certa condizione. In questo modo la persona può aprire il DO, come fosse uno scrigno, e vedere tutto ciò che c'è nascosto dentro, compreso i talenti animici. La chiave per aprirlo è la lettura, quindi apriamo questo forziere che è, in parte, manifesto alla persona, e, in parte, nascosto dall'ego, fatto di controlli e pulsanti che tengono insieme una struttura che non esiste.

I talenti animici sono occultati, per un'operazione di occultamento che il nostro ego fa a noi stessi, e questi talenti sono esattamente dietro l'acutizzazione o l'aggravamento dello schema ciclico, cioè della crisi.

La crisi è dunque una finestra sui nostri potenziali, sui talenti animici. I momenti critici rappresentano una grande occasione per diventare più consapevoli delle nostre maestrie, del maestro, della maestra che è in noi.

Parlare della crisi, dello schema ciclico o del talento animico è la medesima cosa. Sono due facce della stessa medaglia. Quindi la tua crisi che riguarda la tua attività lavorativa e tutto quello che c'è dentro, va a coprire i tuoi più grandi talenti. Più è forte la crisi, più la crisi copre i talenti più forti. E' come il buio e la luce. Anche il creatore dei fiori di Bach, il dottor Bach, diceva "Dietro i nostri più grandi squilibri, stanno nascoste le nostre più grandi potenzialità".

Per imparare da quello schema e per trasformarlo, se si tratta naturalmente di uno schema che noi viviamo con sofferenza e che percepiamo come un limite alla nostra felicità interiore, abbiamo bisogno di fare tre fondamentali passaggi. Queste tre irrinunciabili tappe sono: la consapevolezza, l'amore e l'azione.

Secondo la nostra esperienza, non si può saltare nemmeno una di queste tre fasi. Nella prima fase della consapevolezza, ci possiamo accorgere della presenza del nostro schema quando lo stiamo agendo, e imparare a osservarlo da tutte le angolazioni possibili, perché tanto più lo conosciamo in maniera approfondita, tanto più ci può insegnare a conoscere noi stessi. E' il nostro vero e unico maestro, e vibra dentro di noi, perché fa parte intimamente di noi.

Nella seconda fase dell'amore, dopo esserci accorti dello schema e averlo visto più in profondità, che è il primo passo, è arrivato il momento di imparare ad amarlo. Il che significa incominciare ad amare quella parte di noi che ci viene sempre riflessa dal nostro schema personale. Infatti, sia che si tratti di difficoltà che noi viviamo nell'ambito di una relazione con un altro essere umano, sia che si tratti di disagi che nascono nel nostro relazionarci con una situazione apparentemente anonima, riguardano comunque sempre noi stessi, di una parte di noi dalla quale apparentemente, in quel momento, o in quel periodo ci sentiamo separati.

Per ricongiungere tale parte a noi, per reintegrarla dentro di noi, è importante passare attraverso l'unico sentimento che è in grado di trasformare ogni sensazione di separazione e divisione in un senso di riunione ed unità, e questo sentimento è l'amore.

Ricominciamo ad amare quella parte di noi, rappresentata dallo schema, finché diventi un tutt'uno con noi.

Nella terza fase dell'azione, una volta che siamo diventati consapevoli dello schema e abbiamo ricominciato ad amare quella parte di noi stessi che da esso ci viene riflessa, è necessario cambiare il nostro modo di comportarci nella realtà materiale e quotidiana.

Ora è fondamentale comprendere finalmente che il mondo spirituale non è separato dalla nostra realtà quotidiana, dalle nostre relazioni umane. Il mondo spirituale è perennemente presente, vivo e vibrante, e lo è con straordinaria energia, nella nostra realtà materialmente fisica di tutti i giorni.

Perciò, per completare l'opera di trasformazione del nostro schema ciclico, dobbiamo cambiare modo di agire nei confronti di noi stessi e, contemporaneamente, nei confronti degli altri.

Il riscontro, affinché noi possiamo comprendere veramente se abbiamo fatto un buon lavoro per la risoluzione del nostro schema, ci arriverà dalla vita stessa. Certo! Proprio dalla nostra più sincera e amorevole maestra illuminata che può esserci mai stata donata dalla Coscienza Divina, fin da quando siamo arrivati su questo pianeta: la nostra vita!

Se impariamo a comprendere che cosa la nostra vita, giorno dopo giorno, ci sta comunicando, potremo vedere se ci attireremo ancora, con quale intensità, oppure mai più, quelle situazioni in cui vibrava il nostro vecchio schema ciclico. Se riusciamo ad aprire gli occhi, la vita non mente mai!

Esercizio n. 16: Spiazzare uno schema

Quando uno schema ciclico si presenta si ha la tendenza a guardarlo e considerarlo sempre nel medesimo modo e di conseguenza ad avere sempre le stesse reazioni ad esso. Allenati allora a cambiare gli schemi. Puoi cominciare a farlo mettendoti alla prova, ad esempio, nelle azioni di tutti i giorni, in quelle che abitualmente svolgi, come fare la stessa strada per raggiungere il posto di lavoro oppure maneggiare le posate con la mano destra (o sinistra se sei mancino). Prova a compiere queste azioni trovando un modo diverso. Quando allora si presenterà lo stesso schema per quel che riguarda una questione importante della tua vita, come ad esempio l'esito di una relazione, l'andamento della tua professione, come vivi una determinata emozione, come reagisci alle provocazioni o qualsiasi altra cosa, se te ne accorgi, prova a cambiare il tuo comportamento, facendo addirittura qualcosa che, per quel momento, potrebbe sembrare paradossale. In questo modo il tuo schema perde di carica perché rimane spiazzato, non viene così nutrito.

I Talenti Animici

L'unicità di ogni individuo ne fa un essere speciale, in quanto portatore di qualità, talenti animici, sviluppati nell'esistenza della sua anima. I talenti sono gli strumenti che ognuno ha a disposizione per svolgere e affrontare al meglio le questioni della sua vita.

Riusciamo a riconoscerli quando restiamo in ascolto del nostro essere che ci suggerisce ciò che va bene per noi e ciò che ci riesce meglio. Non si tratta quindi di imitare qualcuno, non è qualcosa che dobbiamo imparare, facendo cose astronomiche, ma si tratta di qualcosa che fa già parte di noi, fin dalla nascita, e anche prima, e che a volte è in attesa di fiorire a mano a mano che la nostra vera natura si dispiega davanti ai nostri occhi.

La maggior parte delle persone, quando si parla di talenti, sono confuse in merito ai propri, hanno bisogno di chiedere conferme all'esterno, a operatori, ad amici, e molto spesso anche in questo caso ancora non riescono a capacitarsi che quelle qualità, di cui qualcun altro ci sta parlando, sono i propri semi e che mettendoli in gioco possono dare i loro frutti.

E' ovvio che se non riconosciamo le nostre qualità intrinseche, quando esse ci vengono evidenziate da qualcun altro, non riusciamo a sentirle come nostre. Inoltre, di conseguenza non comprendiamo come utilizzarle. Ecco perché, quando durante una lettura dell'aura affrontiamo l'argomento dei talenti individuali, diverse persone esprimono molta difficoltà ad accettare la presenza innata di queste loro potenzialità.

La nostra risposta è sempre l'invito all'ascolto di noi stessi, all'integrazione di tutto ciò che illusoriamente viviamo come separato da noi, al riscoprire quella forza che siamo noi in tutto il nostro essere, al prendere distacco da tutti quei condizionamenti di bassa autostima, al risvegliarsi fuori dall'illusione dello spazio e del tempo e, infine, a rinascere a noi stessi.

Ci sono persone che un bel giorno decidono di stravolgere completamente la loro vita, ed hanno tutta la nostra ammirazione perché sono molto coraggiose. Mentre ci sono altre persone che fanno dei passaggi più graduali e anche queste hanno la nostra ammirazione, perché la velocità di un'anima è completamente fuori dal tempo convenzionale e non esiste un modo giusto o sbagliato per procedere nella propria evoluzione. Ogni anima si è scelta il proprio percorso, perfetto per sé, insieme alla perfezione della Coscienza Cosmica.

Quello che è importante è che prima o poi tutti si rendano conto di avere il diritto di essere felici. Più ci lamentiamo delle nostre condizioni di vita, il lavoro che non ci piace, il partner che ci fa disperare ecc. ecc., più incrementiamo il nostro disagio e il nostro malcontento.

A volte ci sono persone che già esprimono i loro talenti, ma lo fanno solo in maniera marginale, perché non credono che quella manifestazione possa trasformarsi nella loro attività principale, non credono di meritare di essere felici e di poter praticare ciò che li rende soddisfatti, non credono che la condivisione dei loro talenti possa diventare, in termini spirituali, il loro servizio. E' vero anche che alcune persone si dedicano totalmente ad inseguire delle illusioni fino alla frustrazione e si dimenticano di cercare felicità e soddisfazione nel posto a loro più vicino, cioè dentro di sé, e nella presa di coscienza di ciò che si è.

Esiste una fiamma dentro ognuno di noi, un fuoco spirituale che arde e ci spinge ad esprimerci come anime.

Soprattutto in questi tempi di grandi cambiamenti, in molte persone, con spiccata sensibilità, la mancanza dell'espressione di se stessi, delle proprie qualità, si traduce, come ogni mancanza di amor proprio, nell'accentuazione dei propri squilibri.

Non si tratta ovviamente di una mancanza consapevole, né si tratta di una colpa, ma di uno stimolo alla presa di coscienza che il non poter esprimere i propri talenti non è reale, ma deriva solo da una prigione fatta di schemi mentali e di paure.

Se ci rendiamo conto di tutto questo, sentiamo di poter osare e di uscire dalla prigione stessa.

I nostri talenti sono il nostro bagaglio più prezioso, l'unico con cui arriviamo in questo Mondo quando nasciamo, ed è davvero un peccato sprecare questi doni di Dio.

E' la parte della lettura dell'aura che più ci sta a cuore quella che illumina ed evidenzia i talenti di una persona e, come diceva il dottor Bach, scopriamo i migliori talenti dietro ad ogni squilibrio.

Movimenti repentini di apertura e di espansione si verificano nel corpo aurico quando le persone riescono ad alzare i sipari che coprivano le loro migliori qualità e a mettere in scena le loro inclinazioni essenziali, risanando quegli squilibri che molto spesso, a questo punto, con il dovuto distacco, non sembrano più così gravosi.

Negli ultimi periodi, è frequente che arrivino persone che scoprono la loro innata sensitività, intesa come affinamento di tutti i sensi di percezione.

I talenti non sono particolari capacità a disposizione solo di pochi eletti, ma ognuno di noi ha i propri talenti, e, qualsiasi essi siano, sono speciali in quanto sono unici. Nello stesso modo, ognuno di noi, è un essere unico in tutto l'Universo.

Esercizio n. 17: Individua i tuoi talenti

- Fai un elenco di tutto ciò che vivi come un limite, lasciando a fianco una colonna vuota.

- Poi fermati ad ogni punto dell'elenco e poniti la domanda "Questo limite che cosa mi impedisce di fare?" e "Che cosa mi costringe a fare?", rimanendo qualche giorno su ogni punto in attesa di trovare le risposte.

- Poi chiediti "Quale risorsa, in termini di qualità, ho a disposizione per superare questo limite?"

- Dopodiché scrivi a fianco ad ogni limite la qualità che hai scoperto di avere.

- Poi rimani a meditare su ogni qualità per qualche giorno domandandoti "Come posso espandere questa mia qualità?"

- Infine, passa all'azione.

Anatomia e Fisiologia Energetica

Vorrei fare innanzitutto qualche cenno su come la materia presente nel nostro corpo, sotto forma di tessuti organici, abbia un risvolto energetico ed un significato che si estende su piani più sottili, fino a toccare un senso spirituale dell'evoluzione dell'uomo come essere in divenire.

Non potendo trattare in questo contesto ogni piccola parte del corpo, osservandone la forma e la funzione specifica, mi atterrò ad un discorso più generale, portando però l'attenzione su alcuni particolari che trovo interessanti ai fini di una lettura dell'aura, per dedurre ciò che fornisce una chiave di volta intrinseca al progetto umano. Non escludo comunque di poter approfondire tale interessante argomento in futuro.

Gli atomi che compongono gli elementi costituenti la materia vivente, quali ossigeno, carbonio, idrogeno, azoto, fosforo, calcio, si sono formati in miliardi di anni, attraverso la condensazione di forze cosmiche molto potenti.

Tali forze sono dunque contenute nel nostro corpo, che racchiude un potenziale di energia di un'entità maggiore rispetto a quello che utilizziamo e di cui abbiamo bisogno.

Sul piano spirituale individuale, tale energia non è infinita, in quanto vi sono delle caratteristiche personali e di destino per cui siamo dotati di ciò che ci serve per il compimento del nostro cammino.

Ecco perché è importante il prendersi cura di ben utilizzare la nostra energia evitando gli sprechi. Questo è possibile con attenzione al nostro corpo, a come viviamo le emozioni, a quanto riconosciamo le situazioni giuste per noi.

Acquisire sempre più chiarezza ci rende più determinati e sicuri nelle nostre scelte, per preservare la nostra energia, pur impiegandola nei nostri intenti più elevati.

Nell'evoluzione il Principio Vitale è basato sulla materializzazione di un cammino spirituale che porta poi alla formazione di esseri in grado di crescere, riprodursi, di sviluppare un metabolismo. Forze speciali che rappresentano forza vitale, tengono insieme i costituenti del corpo, per dare luogo a un'interconnessione di relazioni nelle relazioni sempre più complesse.

La struttura vivente è una serie di relazioni in continuo movimento. Dove c'è fissità c'è squilibrio, in quanto tutto si muove e si trasforma. Una lettura e un'interpretazione dell'essere umano va fatta quindi con osservazioni che si muovono. Su tutti i piani c'è movimento, l'aura è sempre dinamica e dove c'è ristagno c'è malattia.

Il viaggio nella materializzazione ha attraversato sempre di più la discesa nella dualità, ed è così che la cellula, assumendo una maggiore complessità, ha cominciato a sviluppare una membrana, separandosi quindi da ciò che era esterno ad essa. Dobbiamo intendere le funzioni duali del corpo, così come dovrebbe essere anche altrove, come due opposti che si completano e dove l'uno è insito nell'altro, ed il loro prodotto è qualcos'altro, tradotto, in questo caso, in funzionalità. Ad esempio, il respiro è una funzione duale, dove c'è espansione e contrazione e, dove l'una non può esistere senza l'altra. Entrambe queste due fasi agiscono per nutrire e ripulire i tessuti nel corpo. La loro coordinazione produce quindi un effetto che è atto a produrre il nuovo nutrimento. Il battito cardiaco è una funzione duale perché consiste in un'espansione e in una contrazione.

Nell'essere umano sono presenti tutte le caratteristiche di ogni fase evolutiva, a partire dal mondo minerale, una dimensione per noi già più misteriosa, che possiamo vedere nella struttura ossea, dove c'è una tale lentezza di trasformazione da sembrare quasi impercettibile. Nel contenuto osseo troviamo il progetto spirituale di un'anima in una forma materializzata. Quando infatti avviene una frattura ossea, a parte tutte le interpretazioni psicosomatiche che possiamo dare, c'è qualcosa che accade a livello del progetto dell'anima, una sorta di riallineamento, forse perché si stava verificando un allontanamento da esso.

Insiti nell'Uomo troviamo poi anche gli altri Regni, vegetale e animale. La pianta ha sviluppato la capacità, che è tipica del corpo eterico e che nell'essere umano comincia a svilupparsi quando è ancora un embrione, di contenere le cellule e di tenere insieme le parti, creando una certa rigidità nei tessuti. Mentre nell'animale, rispetto alla pianta, comincia a svilupparsi il movimento verso l'esterno, grazie allo sviluppo dei muscoli. Comincia così, con il movimento, anche la possibilità di scegliere e di correre il rischio, per cui ci vuole coraggio. Infatti, abbiamo un collegamento tra il Coraggio, come sentimento necessario per muoversi, il Fegato come organo che conduce energia utile al movimento del muscolo e i muscoli, come organi di movimento. Nell'uomo inoltre questa possibilità di scelta sviluppa anche l'individualità, mentre per gli animali esiste una coscienza di gruppo. Il corpo umano nel suo sviluppo e nella sua crescita attraversa quindi tutte queste fasi.

Il sangue è ciò che assomiglia di più allo spirito ed è importante che mantenga un perfetto equilibrio, infatti le tossine vengono trasportate in periferia e depositate nei tessuti, finché non vengono in qualche modo espulse per non creare troppa tossicità nel corpo. Mentre la linfa rappresenta l'elemento femminile, l'intuizione e la memoria, il sangue rappresenta l'elemento maschile, la razionalità e l'identità individuale. L'interazione tra la linfa e il sangue esprime la conoscenza di sé.

La linfa trasporta le memorie nel corpo. Essa informa il sangue riversandosi in esso che, invece, determina lo stato dell'io e rappresenta l'attualità. Quando si formano dei ristagni nei tessuti adiposi, questi racchiudono delle memorie di vissuti emotivi che non sono stati elaborati.

La mescolanza di questi due elementi permette all'intelligenza del corpo di ripulire le memorie da eventuali scorie o da parassitismi energetici.

Un'altra rete di canali di passaggio d'informazioni nel corpo da considerare, ai fini energetici, è quella del sistema nervoso.

Quest'ultimo apparato è la chiave di volta di questa incarnazione. Esso è il sistema che si evolve di più, iniziando a svilupparsi fin dal concepimento.

Ricordo brevemente che nel nostro sistema nervoso ci sono vie efferenti e vie afferenti. Le vie efferenti trasportano il messaggio nervoso dal sistema nervoso centrale alla periferia e si occupano delle attività motorie. Le vie afferenti, al contrario, portano gli impulsi nervosi dai recettori sensoriali in periferia al sistema nervoso centrale. Tra queste ultime, che garantiscono di portare le informazioni al cervello, ci sono gli organi di senso che sono molto specializzati. Abbiamo poi la sensibilità viscerale, meno precisa rispetto agli organi di senso, che consente una sensibilità introcettiva, cioè rivolta verso l'interno. Infine, abbiamo la sensibilità propiocettiva che fornisce la sensazione di come sono posizionate le parti del corpo nello spazio, come per esempio la sensazione di movimento e di equilibrio. Tutti questi tipi di sensibilità vengono valorizzati e utilizzati durante la lettura dell'aura con il Metodo Lecopea.

In epoche ancestrali, il corpo umano aveva una consistenza più rarefatta e un differente assetto energetico. Il baricentro del nostro sistema nervoso era situato nella parte bassa del corpo, presso la zona sacrale, che individuava il centro di contatto più immediato con la spiritualità. Infatti, l'osso sacro era ritenuto la sede energetica di quel nocciolo profondo dell'essere umano che garantiva la ricostruzione del corpo dopo la morte per la successiva reincarnazione. In seguito, con la crescita di una coscienza umana più identificata nella dimensione materiale, si sono maggiormente sviluppati la scatola cranica e il cervello. Il baricentro del sistema nervoso si è così spostato nella parte più alta del corpo. Con questo spostamento si è perso il contatto diretto con la spiritualità, e, contemporaneamente, si è verificato il rafforzamento dell'individualità e della capacità di pensiero individuale.

È importante considerare l'aspetto duale del cervello, in quanto i due emisferi sono separati tra loro. L'unico ponte di passaggio degli impulsi nervosi tra un emisfero e l'altro è rappresentato dal corpo calloso. Nel cervello, inoltre, l'aspetto duale lo troviamo anche nel fatto che c'è una netta separazione tra la linfa e il sangue, tra il sangue femminile e il sangue maschile. Nel corpo, invece, queste due circolazioni, pur scorrendo in due differenti flussi, presentano una certa interazione tra loro.

Nell'evoluzione dell'Umano si tornerà alla comunicazione e alla collaborazione tra questi due emisferi, per richiudere il cerchio e tornare al sacro.

Nel nostro metodo di lettura dell'aura alleniamo l'utilizzo di entrambi gli emisferi contemporaneamente. Infatti, si cerca di mantenere attive entrambe le funzioni, quella più intuitiva e sensitiva, ma anche quella più logica e razionale. Perciò, durante una lettura, si cerca di sollecitare e attuare una collaborazione tra queste due funzioni nel riportare le informazioni percepite, senza però far prevalere esclusivamente né la funzione intuitiva né quella razionale.

I Corpi Sottili

Quando si parla di corpi sottili si pensa sempre a un campo energetico stratificato. In un certo senso la nostra aura si presenta così, ma questo non è totalmente esatto. Essa è un unico corpo che contiene zone con frequenze diverse, ognuna con significati e funzioni differenti, ma strettamente correlate tra loro. Tutte insieme, queste funzioni, garantiscono lo sviluppo del percorso evolutivo umano. Più ci si allontana dal corpo fisico e più la densità aurica è rarefatta. Tutti gli strati dell'aura sono collegati alle forze planetarie spirituali. Infatti, in ogni filamento di Dna, ogni cellula, ogni tessuto, ogni organo, ogni apparato, fino ad arrivare al corpo intero e ai corpi più sottili, tutto si è formato durante il processo di incarnazione, grazie agli accordi con le forze spirituali planetarie. Quando si sviluppa un sintomo o una malattia, si può comprendere con quali forze si è venuti meno agli accordi. Lavorare con queste forze ci aiuterà a ritornare in accordo con il nostro destino e a ripristinare lo stato di equilibrio.

Corrispondenze tra le Forze Planetarie e il Corpo

Saturno: 7° chakra, controllo e struttura ossea (impalcatura), denti, unghie, cartilagini. Distribuzione dei minerali, soprattutto il calcio.

Giove: 6° chakra, espansione, eliminazione di tossine ed escrementi, fegato, reni, sistema linfatico.

Marte: 5° chakra, sangue, globuli rossi e la loro ossidazione, aspetto procreativo e funzione degli organi sessuali.

Sole: 4° chakra, cuore, circolazione, guarigione, vitalità di tutto il corpo.

Venere: 3° chakra, organi sensoriali, gusto, deglutizione, lingua, bocca, saliva, regola i livelli degli zuccheri nel corpo.

Mercurio: 2° chakra, regola le funzioni mentali del cervello, governa le funzioni automatiche del corpo come la respirazione.

Luna: governa i fluidi del corpo.

Ma veniamo ora ai Corpi Sottili e a esplorare il loro prezioso contenuto, intessuto dal filo invisibile che ci sostiene.

Il Corpo Fisico:

Ne ho già parlato nel primo capitolo, quando si è detto il modo come si svolge la percezione nella pratica sensitiva adottata in questo metodo e come si inizia a leggere l'aura proprio partendo dalle sensazioni del corpo fisico.

Il Corpo Eterico:

Vicino al corpo fisico, e strettamente collegato ad esso, continua per pochi centimetri il corpo eterico. Esso compare alla vista di colore azzurrino molto chiaro ed è lo strato più facile da vedere con la vista sottile. A livello vibrazionale esprime lo stato del corpo fisico, quindi le zone del corpo eterico che si trovano a livello di organi fisici esprimeranno lo stato energetico di quegli organi. Il corpo eterico non è solo indice di un buono stato di salute del corpo fisico, quale può essere ad esempio il fisico di uno sportivo, ma anche la capacità, in maniera cosciente di trasmutare ciò che è tossico nel corpo, funzione conosciuta da alcuni maestri illuminati. Questi ultimi presentano infatti un corpo eterico molto brillante e più esteso rispetto ad altri.

Se il corpo eterico si presenta con un colore ed una luminosità spenta, se si presenta in alcune zone frastagliato e non ben compatto, allora denota uno squilibrio. Ci possono essere delle zone più contratte e altre che presentano delle protuberanze. Oppure possono essere presenti delle brecce eteriche, ossia delle ferite del tessuto energetico da cui si perde energia, e che vanno a scaricare determinate zone dell'aura. Queste caratteristiche fisiche, che si possono vedere nel corpo eterico, sono ovviamente indicazione di informazioni che si trovano molto più in profondità e che si manifestano nella Lettura dell'Aura, ove si pratica la pura percezione. Essa infatti ci può far risalire a dei vissuti che sono registrati nei piani superiori del campo aurico.

Eterico proviene dalla parola etere, che è stata utilizzata anche dagli scienziati fino alla fine dell'800. L'etere va infatti ad indicare un elemento o sostanza che funge da compenetrante o collante per qualunque cosa che esiste nell'universo, manifesta o non manifesta. Oggi, come sinonimo di etere, si potrebbe parlare di Matrix o matrice cosmica, cioè una sostanza che connette tutto sia a livello microcosmico che macrocosmico. Questa sostanza è spesso rappresentata come quella possibilità di connessione tra tutto ciò che esiste. La parola eterico viene generalmente utilizzata con due modalità diverse. Alcuni per eterico intendono tutto ciò che è sottile e non è comunemente percepibile dai cinque sensi fisici. Per esempio, si dice: l'eterico, il mondo eterico, la visione o vista eterica, l'eterizzazione del corpo fisico, ecc. Oppure per eterico si può intendere, nella classificazione dei corpi sottili di cui è formato il campo energetico dell'aura, quello strato di energia più vicino al corpo fisico.

Durante il passaggio della morte, il corpo eterico rimane in questo mondo e, poi si spegne, anche se più lentamente rispetto alla morte clinica del corpo. Durante i sogni notturni il coinvolgimento del corpo eterico nel viaggio onirico dipende dallo stato di coscienza che la persona vive nel sogno e, comunque, dal livello di consapevolezza della persona.

Quando si rimane fermi per un po' di tempo in una stanza e poi ci si sposta, rimane impressa una parte dell'aura ancora nell'ambiente e, questo è percepibile. Ciò che rimane impresso dipende molto da cosa ha vissuto quella persona, se ad esempio ha vissuto situazioni emotivamente forti, viene coinvolta anche la vibrazione del corpo astrale.

Il campo aurico è estendibile, in quanto si può proiettare nello spazio, secondo una pratica che chiamiamo estroflessione dell'aura. Questo è il principio per cui è possibile effettuare trattamenti energetici anche a distanza.

Il Corpo Astrale:

Questo corpo racconta lo stato del piano emotivo di una persona. Siamo nel mondo dei desideri, laddove la carica emotiva focalizza energia e l'energia prende la forma degli schemi emotivi. Discostandoci un po' di più dal corpo fisico, la frequenza che troviamo è più sottile, ma ancora abbastanza densa e tanto più percepibile ai sensi ordinari, quanto più la persona in questione vive identificazione con le proprie emozioni. Qui siamo ancora nella zona che appartiene alle emozioni viscerali. La percezione con i cinque sensi fisici ha un prolungamento anche nel mondo astrale.

Questo corpo è quello che principalmente utilizziamo per effettuare i viaggi onirici e ci permette di muoverci oltre i limiti fisici. Infatti, è utilizzato anche in maniera mirata per inoltrarsi nei viaggi astrali. Chi ha avuto l'opportunità di viaggiare nel mondo astrale ha potuto essere testimone di quanto la manifestazione degli schemi inconsci e di ciò che gravita nell'inconscio è immediata. Infatti, anche durante i sogni notturni, vengono elaborati diversi residui depositati nell'inconscio, alcuni di questi aspetti sarebbero difficilmente trasformati nel normale stato di veglia. Anche l'astrale ha una sua fisicità, ma risponde a leggi differenti rispetto a quello che chiamiamo mondo fisico.

Il Corpo Mentale:

Il Corpo Mentale sintetizza come viene espletata l'attività mentale. E' importante considerare la mente nella sua globalità. Essa racchiude una serie di funzioni che si spostano in un movimento orizzontale, per quel che concerne la mente razionale e, allo stesso tempo, in un movimento verticale, per quel che riguarda quella parte della funzionalità mentale che si spinge oltre la linearità. Quest'ultima oltrepassa lo strato di pensieri collettivi, aprendosi dei veri e propri varchi nel mondo delle idee superiori, varchi che possiamo chiamare anche canali intuitivi.

Il Corpo Mentale si può presentare più contratto e di consistenza più densa quando vi è una maggiore identificazione con i pensieri, quindi quando vi è una circolarità di pensieri, fino a creare addirittura delle forme pensiero. In questo caso, il Corpo Mentale potrebbe presentare delle aperture con perdita di energia che viene, inconsciamente, utilizzata per nutrire delle grosse forme di pensiero chiamate egregore.

Il Corpo Mentale si può presentare anche in forma più espansa e con colori più luminosi e vibranti, quando l'attitudine è di protendere all'elevazione del pensiero.

La percezione continua e si fa ancora più sottile attraverso il Corpo Mentale che, infatti, consente la percezione del pensiero, della sua natura e della sua essenza.

Il Corpo Causale:

Il Corpo Causale rappresenta il ponte tra questa vita e le altre. Esso è infatti l'anello d'unione con le dimensioni dello Spirito. E' la ragnatela attraverso cui viaggia lo sciamano per accedere alle altre dimensioni e recuperare informazioni utili.

Attraverso questo corpo si percepisce la profondità dello Spirito, ma anche la grandezza del Cosmo. Attraverso di esso possiamo percepire la risonanza di ciò che è stato agito in altre vite, come cause di cui viviamo gli effetti.

Siamo oltre la personalità, sul piano dell'anima, dove la visione è simultanea e risulta come una sintesi del piano fisico, emotivo, sentimentale, mentale. Siamo ancora nel campo mentale, non più della mente razionale o inferiore, ma della mente superiore che si esprime con l'immediatezza dell'intuizione, in maniera diretta e pulita, dove tutto è chiaro e senza fraintendimenti. E' quella mente che ci fa guardare in alto, verso il cielo e ci fa tendere alla verticalità sospinta dall'anelito di toccare il Divino.

Tutti questi Corpi, essendo strettamente collegati, si influenzano tra di loro. Ad esempio, emozioni e pensieri possono interferire sul Corpo Eterico. L'Essere Umano è l'organizzazione di diverse esperienze. Ci può essere conflittualità tra l'essere spirituale e l'essere materiale, tra ciò che siamo e ciò che vorremmo essere. Separarsi dal mondo spirituale o separarsi dal mondo materiale, vuol dire sempre separarsi da parti di noi e questo genera dolore.

Il significato spirituale della Malattia

In ognuno è insito un progetto, il cui dispiegarsi è fondamentale, affinché si possa evolvere lo stato dell'essere, nella consapevolezza della propria individualità, pur essendo cellule dello stesso insieme.

La salute è la qualità naturale, parte del nostro progetto, non è solo assenza di sintomi, ma è lasciarsi fluire nella corrente della vita, trovare il nostro ritmo e danzare la nostra danza, lasciare che la saggezza del corpo si possa esprimere. La direzione da seguire è chiara, affinché noi, inconsapevolmente, non la offuschiamo, ponendoci degli ostacoli, volendo nuotare contro corrente, sperperando così le nostre energie, dimentichi di chi siamo e di quali sono le nostre potenzialità.

La vita e lo stato di salute sono mutevoli. Si tratta di un processo in divenire; la loro caratteristica è il fluire, come onde. Non c'è staticità.

Ogni individuo è unico e, non esistono ricette preconfezionate a cui affidarsi per essere in salute. Per questo è necessario avvicinarsi sempre di più al proprio essere, da cui non avremmo mai dovuto discostarci, e renderci liberi di scegliere ciò che vibra in sintonia con esso.

Ci sono delle leggi naturali, a cui noi sottostiamo; nel momento in cui le accettiamo, possiamo vivere bene in questo mondo. Ad esempio, la legge di gravità mi permette di camminare sulla terra, ma se io non accetto che ci sia la legge di gravità e mi lancio dal quarto piano di un palazzo, pensando di volare, potete immaginare il risultato.

Questo è un esempio estremo, ma serve per rendere l'idea di quanto la nostra libertà e il nostro benessere possano dipendere da quanto noi ci conformiamo alle leggi naturali.

Noi, come del resto tutto nell'universo, tendiamo all'integrità, alla perfezione. Se cambiamo rotta, rispetto a questo flusso, perdiamo di vista l'obiettivo, che è vivere nel benessere e nella gioia esistenziale. Quindi tendiamo all'unità e, ogni volta, che andiamo contro questa legge, andiamo verso la malattia.

La malattia si può manifestare su diversi piani, spirituale, mentale, emotivo, fisico, che ne è la manifestazione ultima.

La malattia è portatrice di un messaggio, è la via che conduce alla perfezione. Ma allora che senso ha soffrire per andare verso la perfezione? Il senso lo troviamo se andiamo oltre le apparenze.

La libertà sta là dove c'è accettazione e ci si conforma al proprio destino.

Il libero arbitrio esiste, in quanto, al manifestarsi della malattia, noi possiamo scegliere di cambiare rotta oppure di prendere la pillola miracolosa, spegnendo così la spia che ci segnala il guasto senza tuttavia comprendere cosa è successo.

Ogni volta che soffochiamo il sintomo, e non ci fermiamo a capirne il significato, lo spostiamo da un'altra parte.

Ogni sintomo ci comunica qualcosa di noi stessi che ancora non conosciamo. Il tipo di malattia, il momento in cui si manifesta, la parte del corpo colpita, sono avvertimenti che aiutano a capire che cos'è quell'ombra nascosta che devo portare fuori. La guarigione è prendere coscienza di tale ombra ed inglobarla.

La malattia è un cammino la cui meta è la crescita e, anche se possiamo non accorgerci di ciò e cercare solo di liberarcene superficialmente, in tutti i sintomi si nasconde anche una forza che guarisce.

Per andare verso la guarigione è importante comprendere la malattia, che non è comparsa per caso, perché tutto nell'universo ha un significato.

Quindi occorre risalire alla sua radice e alle sue cause più profonde, comprendendone anche le funzioni.

Ci si potrebbe chiedere, ad esempio: "questa malattia che cosa mi impedisce di fare?", ed ancora chiedersi "che cosa mi costringe a fare?".

Non possiamo ragionare su tutto ciò se la consideriamo un nemico da combattere.

La malattia ci costringe a farci delle domande, e, guarire vuol dire cogliere l'informazione in essa contenuta; non serve, e non è utile, cercare di spiegarla in sé stessa.

È ovvio che, di fronte a un'emergenza, si interviene immediatamente. Poi però combatterla come un nemico, non ci permette di vedere la malattia come compagna nel difficile cammino dell'evoluzione.

Le leggi che sono importanti da comprendere nell'interpretazione della malattia sono la legge della polarità e la legge della risonanza.

Viviamo in un mondo polare, dove ogni cosa ha il suo

opposto e gli opposti hanno un senso solo se uniti tra loro. Quando stiamo male, diamo un senso al nostro malessere solo se ne vediamo la qualità nascosta e la portiamo alla luce.

Molti medici della medicina tradizionale occidentale tendono ad avere una visione bianca o nera, quindi polare, del binomio salute-malattia, che diventa come un interruttore elettrico: se è acceso siamo sani, se è spento siamo malati. Questo si è rivelato spesso riduttivo. Ci si può chiedere perché diverse persone, apparentemente sane, sono sempre stanche, non hanno energia e prendono farmaci; perché alcune persone scoprono all'improvviso di avere una malattia grave e, a volte terminale, di cui prima non ci si era mai accorti.

Riguardo a salute e malattia, più che a un interruttore dovremmo pensare ad un regolatore, che, se è tutto a sinistra, ci dà il buio totale, se invece è tutto a destra la luminosità più intensa. Ma non dimentichiamo che, tra l'uno e l'altro, ci sono infinite e sottili sfumature.

Se siamo seduti in una stanza, a leggere un libro, e qualcuno abbassa la luce gradualmente, all'inizio non ci accorgiamo del calo, finché non siamo nella penombra.

Lo stesso avviene per lo stato di salute, che spesso si indebolisce lentamente, e non ci accorgiamo del cambiamento, finché non si manifesta la malattia.

Lo strumento che la medicina utilizza è l'insieme dei valori riportati negli esami clinici, che però non permettono di rilevare le variazioni sottili, non perché siano sbagliati, ma semplicemente perché non sono concepiti per fare questo.

Inoltre, in tale visione, non si tiene conto che la malattia può risultare da attitudini di vita, modi di pensare, atteggiamenti, emozioni, che possono rallentare la nostra evoluzione e che, prima di esprimersi nel corpo fisico, prende forma a livello eterico nei corpi più sottili.

Viviamo in un mondo duale, dove due poli si completano e si compensano reciprocamente. Essi per esistere hanno bisogno l'uno dell'altro. Già quando nasciamo, con il primo respiro, entriamo nella dualità. Nel respiro non ci sarebbe l'espirazione, se non ci fosse l'inspirazione.

I due poli opposti sono in realtà un'unità. Ma, nella polarità, non è possibile vedere i due aspetti contemporaneamente, li vediamo in successione, quindi se siamo malati, non siamo in salute.

Il vantaggio che presenta la polarità, è la possibilità di accedere alla conoscenza attraverso l'esperienza. L'uomo può infatti esercitare la propria libertà di scegliere se guardare da un'angolazione, oppure da un'altra.

E' importante imparare il linguaggio dei sintomi, perché attraverso di essi la nostra anima ci parla, e, ci indica le esperienze a noi adatte. Per fare questo è necessario imparare a riconoscere e a seguire i nostri sentimenti, le nostre sensazioni e i nostri impulsi interiori.

Malattia e guarigione, sono due polarità, per conoscere la guarigione dobbiamo sperimentare la malattia; sono due rovesci della stessa medaglia. Questo, non vuol dire che dobbiamo a tutti i costi soffrire. Infatti, se viviamo un disagio dell'anima, sperimentiamo la malattia per conoscere l'armonia del sé. Se, non abbiamo comprensione di ciò, la malattia diventa sofferenza e dolore.

Accrescere la nostra consapevolezza, è un percorso evolutivo che ci fa intraprendere la via del perfezionamento, per andare oltre la polarità, fino all'Unità, fino alla Coscienza Cosmica.

Essa dice che ognuno riceve ciò che attrae. Ogni individuo quindi, tramite quello che emana, prepara il terreno a ciò che accadrà, salute richiama salute, malattia richiama malattia. Il destino non è crudele, ma questa è la legge che funziona sempre.

Se vogliamo cambiare il mondo, è necessario prima di tutto cambiare noi stessi.

Le basi per una buona salute partono dalla coscienza, e poi ne beneficerà il corpo. Il corpo si fa strumento affinché l'anima si possa esprimere e possa imparare delle lezioni attraverso i sintomi.

La malattia indica che l'uomo, nella sua coscienza, non è in armonia, e che si è perso l'equilibrio tra corpo, anima e mente. Il suo fine è quello di aiutarci a guarire, nell'anima e nel corpo, ritrovando uno stato dell'essere armonico.

Il corpo non è altro che il luogo, dove si materializza l'armonia o la disarmonia tra anima e mente. La malattia è la somatizzazione della disarmonia.

Possiamo acquisire consapevolezza di ciò che appesantisce il nostro cammino, che ci rallenta e rappresenta zavorra per il nostro essere. Liberarci da ciò che è inutile, o che addirittura è per noi dannoso, vuol dire andare verso l'essenzialità della vita, vuol dire andare più veloci verso la meta.

Tutte le volte che ci identifichiamo in emozioni e pensieri negativi, che viviamo la frammentarietà, che siamo succubi di false illusioni, non ci conformiamo alle leggi di natura; ogni volta che ciò accade, ci allontaniamo dal sentiero principale e la via del ritorno diventa sempre più buia e stretta.

Quando facciamo una gita in montagna, se portiamo troppi pesi con noi, la camminata si può trasformare in una tortura, è bene allora decidere prima cosa è essenziale.

Essere in salute è un atto d'amore. Quando siamo innamorati stiamo bene; quasi sempre però lo stato di innamoramento dura relativamente poco perché subito subentrano i meccanismi della personalità che contribuiscono ad offuscarlo. Ma non accadrebbe così se riuscissimo ad estendere l'innamoramento a tutto il Creato, alle piante, agli animali, alle persone anziché riservarlo ad una sola persona.

Amare viene molte volte confuso con possedere: possedere persone, possedere cose materiali. Impostare la nostra vita sull'attaccamento a qualcuno o a qualcosa di materiale, vuol dire farci manovrare da ciò che dovrebbe essere invece lo strumento per crescere, vuol dire costruire la nostra vita su fondamenta illusorie, che possono crollare da un momento all'altro. Ogni anima è libera e non può essere posseduta e le cose materiali possono esserci portate via in un secondo. Se ci siamo organizzati in modo da dipendere da tutto ciò, non potremo evitare la sofferenza e la malattia.

La salute è comunque collegata alla fiducia e alla responsabilità verso se stessi, nel voler prendere in mano la propria vita e sostenere le proprie scelte con fermezza.

Riuscire a chiarire a sé stessi, quali livelli dell'esistenza sono stati coinvolti con la malattia, questo dipende dal grado di consapevolezza.

I Chakra e lo Stato Energetico degli Organi Fisici

Chakra vuol dire vortice, ruota, ruota di energia o comunque forma attribuita al cerchio. Le ruote di energia sono spirali, infinite spirali che stanno ad indicare come la materia si muove. Anche gli atomi sono delle spirali, quindi sono come i chakra. I nostri DNA sono delle spirali, e quindi sono dei chakra.

È però improprio e riduttivo descrivere un chakra semplicemente come un vortice, in realtà il vortice è solo il movimento che si percepisce nell'osservare una forma toroidale. In geometria il toroide è una superficie a forma di ciambella, ovvero la superficie di un anello a sezione circolare in direzione radiale.

Normalmente ci riferiamo ai sette chakra principali, ma in realtà esistono dei chakra in concomitanza di tutti i nostri organi di senso: occhi, orecchie, bocca, naso, palmo delle mani e pianta dei piedi. Si trovano anche in corrispondenza dei genitali e in tutte le parti del corpo che formano un angolo, come nelle articolazioni dei gomiti, delle ginocchia, delle creste iliache, delle nocche delle dita. I chakra si trovano pure in tutte le parti del corpo concave, come nel cavo popliteo (parte posteriore del ginocchio), nel cavo interno al gomito, nei cavi ascellari. Il nostro corpo è una composizione di geometrie sacre, anche le spirali dei chakra sono geometrie sacre in proporzione aurea. La geometria sacra riguarda quelle forme e le relative proporzioni presenti in architettura, ma anche nelle conformazioni naturali, in cui sono presenti significati simbolici e archetipali sacri. Nelle forme della geometria sacra ricorre quasi sempre una proporzione geometrica chiamata proporzione aurea, sezione aurea o proporzione divina, che rende qualunque struttura naturale o progettata dall'essere umano, così armoniosa da essere percepita come estremamente bella. A livello energetico qualunque struttura e forma che crea una proporzione aurea sorregge e supporta l'equilibrio della vita.

Sicuramente tutti voi avete fatto già esperienza dei chakra, come strumento di comunicazione, quando vi siete trovati vicini ad altre persone, sia che vi sentivate a vostro agio oppure no. Per esempio, se state viaggiando sull'autobus e una persona vicina a voi mantiene un gomito fermo in direzione del vostro corpo, potreste percepire una forte sensazione di fastidio, anche senza alcun tipo di contatto fisico. Questo accade perché nella zona del gomito c'è un chakra che sta emettendo una spirale che non sta irradiando una vibrazione in sintonia con il vostro campo aurico. Questo accade principalmente perché quella vibrazione viene inconsciamente percepita da voi come una sorta d'invasione del vostro campo energetico, in quanto non avete dato interiormente un'autorizzazione emotiva, anche se non verbale, a quella persona di avvicinarsi a voi. Un maestro di arti marziali, sa benissimo che i chakra possono diventare degli strumenti molto efficaci per interagire, nella difesa o nell'attacco, con l'avversario. Infatti, il maestro, anche senza contatto fisico, inizia a proiettarsi verso l'avversario in un certo modo veloce e focalizzato, perché conosce bene come indirizzare e gestire l'energia del suo campo aurico.

Se capita che qualche volta entriate in conflitto con le persone con cui siete in relazione o in intimità, alcune parti della vostra aura iniziano a collidere e a fare attrito. In questo caso le auree non sono più sintonizzate, ma diventano come due onde, una che sbatte contro l'altra e con la vista sottile si potrebbero vedere perfino delle scintille.

I chakra funzionano come dei centri di passaggio d'informazioni vibrazionali, dotati di una loro intelligenza che è collegata ed integrata con l'intero sistema psico-fisico-energetico-spirituale umano. I chakra, come del resto tutto il campo aurico, essendone organi energetici fondamentali, hanno una componente elettrica e una componente magnetica molto focalizzata. Le spirali magnetiche dei chakra perciò hanno una forza attrattiva e una forza repulsiva.

Questo comportamento magnetico attrattivo e repulsivo dei chakra s'inserisce perfettamente tra gli effetti delle leggi e delle dinamiche cosmiche, che agiscono sulla vita umana, quali la legge di risonanza, la legge di attrazione e le diverse dinamiche dello specchio. Tutto ciò, fortemente influenzato dalla legge karmica della causa - effetto, crea un ripetersi ciclico di molte situazioni relazionali che fanno parte dei nostri quotidiani rapporti umani.

I chakra non emettono soltanto delle vibrazioni, ma anche le ricevono. I chakra potrebbero essere paragonati alla metafora di mille bocche che parlano, di mille occhi che guardano, di mille orecchie che ascoltano, di mille mani che sentono.

Essi sono in correlazione con il corpo fisico e con tutti gli altri corpi sottili, da quelli più densi e più vicini, fino a quelli più rarefatti e più lontani. I chakra si possono considerare perciò un ponte tra il corpo fisico e tutte le dimensioni di realtà che coinvolgono un essere umano.

Ogni chakra, anche intuitivamente, coinvolge tutta una parte fisica e organica, a seconda di dove si trova. Questo è importante nella lettura dell'aura, perché così si può aiutare la persona a collegare quello che si sta leggendo nei chakra con anche le sue sensazioni fisiche, avendone una migliore comprensione, in modo da migliorare l'ascolto di sé.

Noi cerchiamo sempre, il più possibile, di radicare il nostro metodo di lettura dell'aura nella quotidianità di una persona. Nella percezione della vita di ogni giorno devono essere presenti anche le sensazioni fisiche. Questo fatto è importante anche se la persona non sta vivendo delle malattie particolari, poiché si trova a vivere comunque una vita fatta di sensazioni. Se la persona vi dice: "Spesso non mi sento i piedi", oppure "Ho i piedi freddi" e magari state leggendo anche che ha uno squilibrio nella zona del primo chakra, queste informazioni saranno vicendevolmente collegate.

Il toroide, di cui si è parlato sopra, è una forma energetica a ciambella, dove, nel foro centrale, ruotano due vortici l'uno in direzione opposta all'altro e vicendevolmente in senso contrario. Sembra che la forma toroidale sia la conformazione energetica primaria di tutto l'Universo. Anche la forma del movimento energetico di base del campo aurico si può ricondurre alla struttura toroidale. Il centro della forma toroidale del campo aurico umano, in continuo movimento dinamico, è il cuore. Uno dei due vortici del toroide passa attraverso il 7° chakra, mentre l'altro vortice opposto passa attraverso il 1° chakra. Hanno dunque la stessa forma energetica, che è alla base della geometria sacra, l'essere umano, il pianeta Terra, il Sole, la Galassia, l'Universo e anche l'atomo.

Nel 7° e nel 1°chakra non c'è un davanti ed un dietro, c'è un sopra e sotto. Questo è per noi fondamentale, la sensazione del sopra e del sotto. In tutti gli altri chakra, quindi dal sesto fino al secondo, non c'è un sopra e sotto, ma una parte anteriore ed una posteriore. C'è una parte più a destra ed una più a sinistra. In realtà noi siamo un tutt'uno ma nella lettura è anche un'ottima cosa utilizzare la posizione come strumento.

Avete un essere umano che nella sua vita quotidiana sta esprimendo una parte più maschile, destra, una parte più femminile, la parte sinistra. Anche perché a livello fisiologico, abbiamo una parte celebrale più maschile, e più femminile. Nel cervello abbiamo due parti celebrali che sono esattamente il contrario maschile/femminile, sinistro/destro rispetto al corpo fisico.

Sotto il cervello c'è un incrocio che si chiama corpo calloso e avrò l'emisfero destro, quello più femminile, e l'emisfero sinistro quello più maschile.

Quindi potreste, durante la lettura dei chakra, percepire alcune vibrazioni che riguardano più la parte destra di un chakra piuttosto che la parte sinistra. La parte anteriore di un chakra è la parte più manifesta di noi stessi, quindi un pochino più conscia, la parte posteriore rappresenta la parte meno manifesta, quindi più inconscia.

Ovviamente si riesce a guardarsi meglio, fin dove si può, nella parte anteriore, la parte posteriore invece, la cosiddetta parte d'ombra, la si può vedere difficilmente, a meno che ci sia uno specchio. E quali specchi si possono avere? Gli altri esseri umani.

Tra l'altro gli agganci più forti nell'aura avvengono nella parte posteriore. Nelle relazioni umane di dipendenza, gli agganci avvengono soprattutto dietro, quasi che, per un fatto di controllo inconsapevole, chi aggancia, lo fa proprio nella parte più occultata. Non è una strategia prettamente militare, è una dinamica energetica. Non è responsabilità dell'altro, ma meno si è consapevoli della parte di ombra, più si è manipolabili e si possono creare dipendenze nei confronti di un'altra persona.

C'è una totale correlazione, ed effetto specchio, tra i chakra diametralmente opposti, cioè simmetrici. Settimo e primo, se il settimo è squilibrato, anche il primo lo sarà e viceversa. Se ho uno squilibrio nel sesto chakra, avrò uno squilibrio anche nel secondo, stessa cosa per il quinto e per il terzo, ed il chakra del cuore è quello centrale, fondamentale.

Secondo il nostro punto di vista un chakra non può essere bloccato, può certo funzionare in modo disallineato, può ruotare troppo lentamente, quindi essere molto scarico, o troppo velocemente, quindi essere molto carico, o girare in una direzione inversa rispetto a come dovrebbe girare.

Se il mio chakra del cuore sta girando in una direzione oraria, la parte posteriore girerà in senso antiorario. E' un fatto che appartiene alla fisica. Quando un chakra ruota in un senso posteriormente ruota sempre nel senso opposto. Non è detto che lo stesso chakra giri sempre nello stesso verso, dipende da quello che sta vivendo la persona.

Inoltre, i chakra sono posizionati dove sono posti i plessi neuroendocrini: dalla parola neuro = sistema nervoso ed endocrino = ghiandole endocrine, ghiandole che secernono gli ormoni nel flusso sanguigno, diverse dalle ghiandole esocrine, quelle che secernono sostanze fuori dal flusso sanguigno.

I plessi neuroendocrini sono praticamente degli agglomerati molto fitti di canali di comunicazione di nervi, neuroni e ghiandole endocrine e sono un altro sistema di comunicazione.

Nel nostro corpo ci sono diversi modi di trasportare informazioni. Gli ormoni sono informazioni che vengono trasportate mediante il flusso sanguigno e recepite da altre parti del corpo. I nervi trasportano gli impulsi nervosi, quindi informano anche sulle sensazioni fisiche, emozioni, pensieri associati a quello che accade in quel chakra. E' un po' come aprire un computer e vedere i microchip dove arrivano tutti i collegamenti, i link a livello elettronico.

Vi ho fornito finora una visione dei chakra che potrebbe sembrare molto materialista, mi auguro che questo non generi fraintendimento in chi ne segue esclusivamente il senso spirituale. Il mio intento è quello principalmente di sottolineare il tipo di movimento energetico che si può percepire in prossimità dei chakra, ai fini di favorire la pura percezione del Campo Aurico.

Questo non vuol dire che voglio dissacrare la natura spirituale dei sette chakra come vengono intesi nello yoga. Anzi faccio ora un accenno su tale significato del concetto di chakra.

Un chakra va considerato come una struttura con una parte più dura all'esterno e diversi strati con consistenze diverse che, una volta penetrati, consentono di raggiungere il centro. Questo prevede però un percorso.

Nell'insieme, i sette chakra li possiamo considerare come un percorso di crescita spirituale, dove l'energia della Kundalini, rappresentata da un serpente arrotolato su sé stesso e che risiede nel primo chakra, a mano a mano che si avanza nel percorso spirituale, ascende verso l'alto per ricongiungersi all'energia cosmica. Ida e Pingala sono i due canali che si intrecciano verso l'alto lungo la colonna e, in prossimità di ogni incrocio, troviamo un chakra. Ognuno di questi passaggi corrisponde ad un'esperienza spirituale.

Ovviamente l'energia della Kundalini, per ascendere attraverso gli altri chakra, deve trovare il passaggio libero. Ecco perché non è possibile saltare delle tappe nel procedere nel lavoro di trasformazione che parte dal basso, dal primo chakra, per poi salire ad affrontare le questione che riguardano i chakra superiori.

Ogni singolo chakra contiene delle propensioni, delle tendenze mentali che rappresentano tutte quegli aspetti che eventualmente vanno riequilibrati per favorire il risveglio e l'ascesa dell'energia della Kundalini. Essi vengono infatti rappresentati come fiori di loto, ognuno con un numero di petali diverso, in base alle caratteristiche specifiche, fino ad arrivare al settimo chakra, coronamento di tutte le 50 propensioni, somma degli altri chakra e che viene rappresentato come il Loto dai mille petali.

Entriamo adesso nello specifico di ogni chakra:

1° Chakra o Muladhara in sanscrito significa radice, sostegno. E' posto nel pube, tra i genitali e l'ano, sotto la base della spina dorsale. Detto anche chakra della radice, è il chakra del radicamento, il colore per riequilibrarlo è il rosso porpora. Il suono che va a riequilibrarlo è la U. L'elemento collegato a questo chakra è l'elemento Terra.

E' associato al sistema linfatico, un sistema di circolazione fondamentale per il sistema immunitario. In quest'ultimo ci sono delle stazioni che si chiamano linfonodi, e che servono per trasportare sostanza nutritive alle cellule. E' associato anche al sistema scheletrico, perché è alla base dello scheletro, quindi l'impalcatura, le fondamenta, cui è aggregata tutta l'intelaiatura della casa. La parte fisica coinvolta sono gli arti inferiori, dal pube in giù: le gambe e i piedi. Nei maschi è accoppiato alla ghiandola prostatica. La prostata fa parte del primo chakra, ma anche del secondo chakra, perché nel secondo ci sono i genitali e la prostata fa parte del sistema riproduttivo maschile. Occorre ricordarsi la funzione, non solo la posizione degli organi.

Questo chakra ha molto a che fare con la sopravvivenza.

Come ghiandole endocrine correlate abbiamo le ghiandole surrenali, che sono sopra i reni, ed i reni. Nella pratica queste ghiandole le associamo anche al secondo chakra, esse sono molto connesse alle paure, non solo della sopravvivenza, ma anche a quelle paure che hanno a che fare con la nostra parte viscerale, con la nostra sessualità. C'è un motivo per cui in tanti testi queste ghiandole vengono collegate al primo chakra, questo perché secernono ormoni molto particolari: l'adrenalina ed il cortisolo. L'adrenalina è fondamentale perché è la nostra "caffeina" endocrina, quella che ci dà la spinta, che va a stimolare tutto il sistema immunitario, è un ormone che stimola tutto ciò che diventa utile nello stato di veglia, soprattutto nell'emergenza. Il cortisolo serve per stimolare il sistema immunitario, e va a riparare quei sistemi danneggiati dove ci sono processi infiammatori. Fa parte di quel sistema naturale che quando non funziona viene sostituito dal cortisone. Le ghiandole surrenali sono fondamentali quando siamo in attività.

Quando il nostro ego si identifica con una paura, questa zona si scarica e continua a produrre una grande quantità di adrenalina e cortisolo. E' come essere in totale attività o di fuga o di attacco. Di fronte ad una paura, io essere atavico, privo di ragionamento, fuggo o attacco, quindi sono legato alla lotta per la sopravvivenza. Ma a lungo andare si crea una situazione di stress eccessivo. Stress è l'acronimo di una frase che significa Sindrome da adattamento che, fino ad un certo livello, è fondamentale per tenere tutti i nostri sistemi in allenamento. Infatti, senza un adeguato stress muscolare i muscoli si atrofizzano. Senza un adeguato stress mentale la mente si inebetisce, senza un certo livello di stress emozionale dovuto al fatto che si vivono le relazioni umane, ci si chiude agli altri. Lo stress è fondamentale per la vita, senza stress i nostri sistemi muoiono. Per il sistema immunitario è fondamentale uno stress a livello virale patologico, se noi fossimo disinfettati completamente, il nostro sistema immunitario crollerebbe nel giro di poche ore. Quando i batteri, che vivono normalmente dentro di noi, a causa di nostri disagi cambiano di frequenza vibratoria, diventano patologici e quindi dei parassiti. Virus e batteri sono in simbiosi, sono delle spirali, e le spirali quando non vibrano in sintonia, sono in lotta tra loro. Se noi spesso rimaniamo in un certo tipo di vibrazione, lo stress diventa eccessivo. Quindi la sindrome da adattamento diventa intollerabile per i nostri sistemi. Le ghiandole surrenali in questo caso continuano a secernere adrenalina, quando non c'è in realtà nessun pericolo per la sopravvivenza, non c'è niente da cui fuggire, niente da aggredire e niente e nessuno da cui difendersi. Perciò esse continuano a secernere adrenalina, oltre a cortisolo, come se ci fosse un film, quindi una situazione immaginaria, dove è messa a repentaglio la nostra sopravvivenza. Così facendo si va in stress, i reni si scaricano e quindi la mattina non riusciamo più ad alzarci. I venti caffè che possiamo bere la mattina perché non riusciamo a svegliarci, stimolano la poca adrenalina che riescono a secernere le nostre ghiandole surrenali, poi non riusciamo più ad alzarci dal letto perché andiamo in depressione. Questa è una grande occasione per riuscire ad osservare la propria paura con un po' di distacco e cercare di trasformarla.

Le paure non esistono realmente. Le paure, quelle realmente utili, sono l'uno per mille. Questo vuol dire che se io sono sul bordo del cornicione perché sto facendo le pulizie, se sto camminando su un crepaccio, o sto per attraversare la strada e sta arrivando un autobus, è bene che io senta un brivido di paura scorrere lungo la schiena. Ma tutte le altre nostre paure sono inutili e nascono da circostanze irreali.

A questo chakra è associata anche l'ultima parte dell'intestino, cioè il sigma, il retto e l'ano. Infatti, i problemi di emorroidi sono dovuti anche e non solo, a squilibri nel radicamento. Quando percepiamo che il nostro spazio viene invaso, a reagire è la nostra parte più animale, dal terzo chakra in giù. Se osserviamo gli animali, soprattutto quelli selvatici, notiamo come sia notevole la somiglianza con essi. Quando il nostro territorio viene invaso si possono avere dei sintomi come le emorroidi. Il proprio territorio potrebbe essere collegato a un problema di sopravvivenza, al denaro, al lavoro, all'abitazione, allo spazio intimo nei confronti di una persona, tutto ciò che è territorio. Le emorroidi hanno un collegamento anche con il fegato, correlato al terzo chakra, come vedremo. Nel fegato ci può essere rabbia trattenuta. Se io sento che qualcuno sta invadendo il mio territorio e ciò mi procura rabbia, il fegato, per riuscire a lavorare lo stesso, manda tutto il sangue verso il plesso dove ci sono le emorroidi, che si gonfia e si infiamma. Quando parliamo di spazio intendiamo spazio energetico ed emotivo. Se questo dunque viene invaso possono venire le emorroidi, che tra l'altro, provocando dolore, non ci permettono neppure di rimanere nel nostro spazio, impedendoci anche di stare seduti in esso.

Ricordate che le ghiandole endocrine sono collegate alle emozioni. Il brivido che sentite salire attraverso la schiena a volte ha a che fare molto con la paura.

Noi abbiamo una struttura egoica sociale tra le più complicate ed elaborate della storia dell'umanità, e cerchiamo di nascondere tutto questo, perché a volte alla scrivania, in negozio, o comunque al lavoro, ci verrebbe da fuggire a gambe levate. Forse se lo facessimo, da una parte saremmo licenziati, ma dall'altra ci risparmieremmo una malattia. Ma certamente non è così che si risolve il problema. Anche la gelosia, che in tempi atavici ci ha permesso di sopravvivere come specie, è collegata a questo chakra, perciò nel mio territorio c'è anche il mio maschio o la mia femmina, i miei figli, che sono mie proprietà e che debbo difendere dai desideri e bramosie degli altri.

Uno squilibrio nel 1° chakra denota la necessità di intervenire per favorire un sano rapporto con la materialità della vita. Tradurre in materia un'idea, concretizzare un progetto, può essere difficoltoso per molte persone.

A volte lo stato del 1° chakra ci può condurre, attraverso la percezione durante la lettura dell'aura, a rilevare che c'è stata una difficoltà nell'incarnazione. Nel processo di incarnazione di un'anima, pur trattandosi di un atto spirituale, c'è comunque un'implicazione e una manifestazione dello Spirito nella materia.

Infatti, nella composizione e nella crescita del corpo, dove prevale il movimento dello Spirito, si possono trasportare informazioni di dissonanza su come una persona che nasce viene accolta dai genitori e dal sistema. Fondamentale è l'armonia che accompagna il percorso di incarnazione che avviene gradatamente durante i nove mesi della gestazione. Se la madre, durante la gravidanza, vive dei momenti di grandi attriti, come traumi e shock, questi possono influenzare l'assetto del radicamento nel futuro del bimbo. Benché ciò non accada sempre, tuttavia, per esperienza professionale, ho riscontrato che il fenomeno si manifesta in moltissimi casi.

Per risolvere questo squilibrio non è sufficiente svolgere delle pratiche che migliorano e rinforzano il radicamento, ma è necessario anche andare a riconoscere e comprendere che cosa è accaduto all'origine. Qualsiasi cosa sia accaduta ha un motivo superiore, fa parte di un grande disegno, ma sicuramente avrà anche la funzione di aiutarci a guarire spiritualmente.

Nel primo chakra risiedono i desideri, intesi non solo come tutto ciò che riguarda il cibo, il sesso e gli oggetti, ma anche quelli che riguardano l'intelletto e la conoscenza, come pure l'esperienza mistica e spirituale.

Esercizio n. 18: 1° chakra - Crea le tue radici

Visualizza delle forti radici che partono dal tuo coccige e dalla tua pianta dei piedi e si dirigono verso il centro della terra. Poi stabilizza queste tue radici ancorandole al tuo chakra personale che si trova al centro della terra. Rimani infine qualche attimo con questa sensazione di forza e di stabilità lasciandola diffondere in tutte le tue cellule e facendo così vibrare tutto il tuo corpo.

2° Chakra o Svadhistana. Dal sanscrito viene tradotto come bellezza. Il sanscrito è una lingua atavica che proviene da un modo di vedere la vita lontanissimo da noi, forse discende da una conoscenza di esseri che avevano i chakra già equilibrati, ed allora li chiamavano con questi nomi. E' un sistema che assegna già i nomi che rappresentano lo stato equilibrato.

Il secondo chakra, chiamato anche plesso lombare, si trova nella parte anteriore due dita sotto l'ombelico, e nella parte posteriore nella zona lombare. E' il centro delle sensazioni più viscerali, delle sensazioni fisiche, è dunque il centro dell'energia fisica. Quindi se il secondo chakra è molto squilibrato, noi stiamo vivendo un forte squilibrio nel rapporto che abbiamo con il nostro corpo fisico, con la sessualità, il contatto fisico e la sensualità.

Il colore che lo riequilibra è l'arancione ed il suono è la O chiusa. E' associato all'elemento acqua.

La zona fisica comprende: il bacino, la schiena in generale, ma soprattutto la zona lombare, la vescica come organo, ma anche il movimento fisico. E' associato all'intestino crasso, questa nostro organo a forma di u rovesciata. Il secondo chakra comprende anche l'apparato riproduttivo, sia maschile che femminile. L'utero è all'interno del secondo chakra ed i genitali maschili, che discendono dopo, durante lo sviluppo, sono posti, nella formazione del feto, molto più in alto. Al di là delle differenze di sesso, le ghiandole endocrine coinvolte, oltre alle surrenali sono le gonadi: ovaie per le donne e testicoli per gli uomini. Quindi parliamo di ormoni sessuali, che non servono soltanto per la sessualità, ma vanno a regolare anche diversi aspetti della nostra fisiologia. Infatti, il secondo chakra è il centro dell'emotività e della sessualità.

E' il centro delle emozioni viscerali come rabbia, paura, piacere. Nella lettura dell'aura la paura viene percepita nella zona posteriore, nella zona lombo sacrale. Se ho un cattivo rapporto con le mie emozioni, nel senso che le giudico negativamente, mi giudico sbagliato quando sono arrabbiato, o quando piango, oppure ho paura, è chiaro che faccio fatica a percepire la bellezza nel secondo chakra. Non è che il mio secondo chakra sia in sé bello o brutto, ma con consapevolezza e con distacco posso vedere la bellezza di tutto questo, perché le emozioni sono vita, di qualunque emozione stiamo parlando. Anche il movimento è emozione.

Le emozioni non hanno effetti collaterali. Se noi ci arrabbiamo, non ci ammaliamo, se noi siamo addolorati, non ci ammaliamo. Lasciatemelo dire: è completamente irreale la frase popolare "E' morto di crepacuore, o " E' morto per il dolore". Non si muore per il dolore, si muore per la paura del dolore. Si muore per la paura della rabbia. E' chiaro che se una persona ha paura di queste emozioni e ci rimane agganciata a lungo, se è sempre nella rabbia, o se è sempre nel dolore, prima o poi potrebbe ammalarsi.

Quello che ci possiamo chiedere è perché stiamo vivendo un rapporto squilibrato con la nostra emotività. Le emozioni non sono sbagliate e non portano a malattie o a effetti fisiologici dannosi, ma se ci tratteniamo troppo in un certo tipo di emozione, si iniziano a produrre tossine endogene, cioè sostanze di tipo acido. Quando rimaniamo emotivamente agganciati soltanto a un certo tipo di emozione, è come se nei colori, che sono infiniti, vediamo solo rosso, solo verde o solo giallo. Il nostro corpo non può vivere se si acidifica troppo il sangue, e così, per tamponare questa iperacidità, il nostro corpo pone a carico dei tessuti l'acidità del sangue, perché altrimenti moriremmo nel giro di poche ore. Ma acidificando i tessuti e tutte le cellule dei tessuti, soprattutto nelle zone dove sto vivendo la rabbia o il dolore, gli organi iniziano a lavorare male. Può lavorare male il cervello, per mesi ed anni, se i neuroni sono immersi in un bagno di liquido interstiziale pieno di tossine, ed andare in necrosi. Succede quindi che ci sono più cellule che muoiono rispetto a quelle che nascono e arrivano le malattie degenerative del sistema nervoso, del cervello, del fegato o del pancreas e di qualunque organo del nostro corpo.

Le emozioni sono sane ma, se le reprimiamo e ci rimaniamo agganciati, producono effetti collaterali sia a livello emotivo ed energetico sia a livello fisico. Noi possiamo cambiare l'alimentazione per adottare un'alimentazione naturale più sana, però, se non risolviamo i nostri problemi emotivi, anche se ci cibiamo di cibo basico e abitiamo in montagna, dove l'aria è pura, continuiamo ad acidificare i nostri tessuti nutrendoci di rabbia o di dolore.

Il primo stadio di salute è quello collegato con il nostro mondo interiore. Anche se so che non esiste l'interiorità e l'esteriorità, è importante trovare un certo tipo di equilibrio emotivo. Esorto sempre a lavorare su sé stessi per cercare, prima di tutto, di riequilibrarsi emotivamente.

Il nostro metodo, quello del distacco, non può funzionare se si ha una situazione emotiva esasperata, dove non si riesce nemmeno a gestire le funzioni essenziali della vita. Se si vuole fare un lavoro su di sé ma sono presenti molte tossine nel corpo, si può intervenire con un approccio di tipo naturale per ripulire il corpo fisico e ridargli energia.

Esercizio n. 19: 2° chakra - Carica le tue batterie

Il 2° chakra, rappresentando l'energia fisica, è come una batteria per l'intero sistema. Infatti, se si è scarichi in questa zona, tutto il campo energetico risulta scarico.

- Porta dunque le mani aperte appena sotto l'ombelico, assumi un respiro addominale e semplicemente, senza modificare nulla, proprio come se le tue mani fossero due orecchie, ascolta la tua pancia, seguendone i piccoli movimenti ad ogni fase del respiro, ascoltando anche sensazioni ed emozioni.

- Se ti senti stanco o scarico, sempre con le mani aperte, traccia sulla pancia dei cerchi in senso orario.

- Se invece ti senti sovraccarico, ansioso e fai fatica a gestire la tua energia, al contrario, traccia dei cerchi sulla pancia in senso antiorario, ti aiuterà a ripristinare un equilibrio energetico.

Ovviamente questo esercizio non agisce sulle cause di un eventuale squilibrio.

3° Chakra o Manipura. Saliamo di livello, semplicemente come vibrazione. Il sistema dei chakra è come una scala musicale. Il significato di Manipura è gioiello splendente, corrisponde al plesso solare, al sole, alla luce dorata, al potere interiore.

Il potere interiore è inteso come potere cosmico, frutto di consapevolezza.

Esso ci guida a capire che cosa siamo, dove stiamo andando, qual' è il nostro spazio, quali sono i nostri talenti, qual' è il nostro servizio e qual' è il valore degli altri per noi. Questo ci è utile per riuscire a vedere oltre le lenti che deformano la nostra condizione.

Accade spesso che questo sia uno dei chakra più danneggiati in noi essere umani, a volte anche più del primo e del secondo chakra.

Come si è detto, il primo chakra è connesso col settimo, quindi se non ho un buon radicamento non ho un buon contatto con la spiritualità, con l'Universo. Allo stesso modo, se non ho un buon contatto con le mie emozioni, la mia sessualità (2° chakra) non ho un buon contatto con il 6° chakra. Vi consiglio però di non considerare questo sistema con rigidità.

Il terzo chakra riguarda il potere interiore, l'elemento abbinato è il fuoco, il colore che lo riequilibra è il giallo ed il suono è la O aperta.

Coinvolge, come organi interni, gli organi digestivi: lo stomaco, il pancreas, il fegato e la cistifellea. Agisce anche sull'intestino tenue, dove, nella prima parte, sono presenti i villi intestinali, piccoli apparati conici, che servono per l'assorbimento dei principi nutritivi del cibo. Questo chakra è' il centro preposto a metabolizzare e quindi a digerire quello che stiamo vivendo.

E' collegato con l'immagine che noi abbiamo di noi stessi, quindi con la nostra autostima e con il valore che noi diamo a noi stessi, come ci vediamo e come ci vedono gli altri, perché gli altri sono un riflesso di come ci vediamo noi.

Manipura, gioiello splendente, lo è se noi splendiamo di una luce solare, se noi scorgiamo veramente la nostra luce. Aura deriva da aurum, luce dorata. Una luce emanata da esseri che sanno che cosa sono. Si sviluppa molto esercitando i propri talenti animici. Cambia l'immagine di noi stessi a mano a mano che riusciamo ad esprimere quelli che sono i nostri talenti. Questi sono solo degli strumenti, ma mentre li esprimiamo, l'atto stesso di esprimerli ci fa comprendere di più che cosa siamo. Non chi siamo, ma cosa siamo.

La ghiandola endocrina associata è il pancreas endocrino, che è quello che secerne l'insulina ed il glucagone, e che si occupa del metabolismo degli zuccheri, cioè della produzione di glucosio. Le cellule endocrine del pancreas si chiamano "Isole di Langerhans", che deriva dal nome dello scienziato tedesco che le ha studiate. Sono cellule che non funzionano bene quando si ha il diabete. L'insulina stimola l'assorbimento del glucosio nelle cellule, e quindi abbassa la glicemia nel sangue, il glucagone fa il lavoro contrario, la inibisce e, in questo caso, rimane più glucosio nel sangue e meno dentro le cellule. Il glucosio è il nutrimento delle cellule, e qualunque tipo di sostanza nutritiva che noi ingeriamo, se contiene una parte energetica, viene trasformata in glucosio. Vi ho già spiegato che le cellule che assorbono più glucosio sono quelle del sistema nervoso, molto più dei muscoli. Infatti, il sistema nervoso, la parte fisica della mente, è quella che brucia più glucosio e per bruciare glucosio ci vuole tanto ossigeno. E' un po' come il fuoco del caminetto, per accendere il fuoco (i pezzetti di legna sono il glucosio) avete bisogno di ossigeno, così i nostri neuroni per cibarsi di glucosio lo devono bruciare e hanno bisogno di ossigeno.

Il glucosio è relativo alla dolcezza, al sapore dolce. Se non mi permetto di nutrirmi della vita, nel senso che non mi sento confortato, non mi sento a mio agio nella mia vita, e quindi mi privo della dolcezza, del piacere della vita, non faccio entrare dolcezza in me, posso arrivare fino ad avere il diabete. Far entrare il glucosio nelle cellule equivale a permettermi di nutrirmi della dolcezza. Essa è connessa con l'amore, l'affettività e implica il fatto di riconoscersi come parte della bellezza, con un potere interiore, con un proprio spazio in questo mondo, che è anche inteso come spazio energetico. Ecco perché sono coinvolti questi organi.

Spesso vediamo, nella lettura dell'aura, che a livello del terzo chakra c'è un implosione e magari la persona soffre di gastrite, perché lo stomaco si contrae. Lo stomaco percepisce il campo energetico delle altre persone, che esercita una pressione. Se non si riconosce lo spazio vitale attraverso l'espressione, la creatività, i talenti, c'è una contrazione e si può verificare un'invasione di campo. Naturalmente si attirano persone che avranno la stessa identica risonanza, quindi che avranno problemi col proprio spazio.

E' importante prendersi cura dei propri chakra per evitare delle perdite di energia che si verifica appunto per un fatto di risonanza.

Nelle relazioni può accadere che ci sia uno che sovrasta e l'altro che subisce. Ci si aggancia sugli stessi chakra, dove uno prenderà energia e l'altro se la lascerà sottrarre. E' difficile tra noi esseri umani essere completamente alla pari, ma la consapevolezza può diminuire la disparità.

E' importante quindi prendersi cura di sé stessi e non dare importanza a quello che fanno gli altri. Le altre persone poi si adatteranno ai cambiamenti, in maniera conscia o inconscia. Ci sono una sorta di fili di luce che ci collegano con le persone con cui siamo in relazione. Essi si trasformano e assumono una posizione diversa quando qualcosa cambia. In qualunque tipo di relazione umana, dobbiamo partire da noi, altrimenti è un lavoro che facciamo su noi stessi e gli altri, ma questo non è possibile, perché gli altri sono solo una proiezione di noi stessi.

Le relazioni umane sono canali che ci interconnettono l'un l'altro e siamo l'uno l'irradiazione dell'altro.

Anche il diaframma appartiene al chakra del plesso solare. Essendo esso un muscolo respiratorio, avremo una migliore respirazione e, soprattutto una respirazione addominale, quando il 3° chakra è più in equilibrio, altrimenti la respirazione rimane prevalentemente toracica con una stimolazione maggiore dell'attività mentale.

Esercizio n. 20: 3° chakra - Crea il tuo spazio vitale

- Mentre respiri, in maniera addominale, porta la tua attenzione al muscolo diaframmatico e al movimento che esso svolge nella discesa all'inspiro e nella risalita all'espiro.

- Ora, mentre mantieni l'attenzione sui movimenti del diaframma, fai una piccola pausa dopo l'inspiro avvertendo la sensazione del muscolo diaframmatico che conquista e mantiene uno spazio.

- Fai di nuovo una pausa dopo l'espiro.

- Ora, proprio dal tuo 3° chakra, proietta una sfera intorno a te, fino a creare un guscio ovoidale che ti contiene e dove ti senti a tuo agio e al sicuro.

- Ricordati di creare il tuo guscio ogni qualvolta potresti sentirti invaso.

4° Chakra o Chakra del cuore - Anahata che letteralmente vuol dire risonante senza percussione, cioè che risuona un suono senza percussione, che significa eco della prima vibrazione dell'Universo, perché il nostro cuore riporta la vibrazione primaria e fondamentale dell'Universo.

Esso, non solo è il centro del nostro essere, il centro di tutti i chakra, forse l'unico vortice, l'unico centro, ma è connesso con il centro dell'Universo, col cuore dell'Universo.

Dunque, il questo Chakra riguarda il plesso cardiaco. Il colore che lo riequilibra è il verde, il suono è A aperta, l'elemento è Aria.

Naturalmente coinvolge degli organi fondamentali che sono il cuore fisico ed i polmoni. Per le donne una estroflessione del quarto chakra è il seno, che rappresenta l'energia di nutrimento, non solo fisico, ma anche affettivo e spirituale.

Tutte le problematiche connesse con questa parte così delicata si riferiscono al nutrimento da parte della vita, al di là che si esprima nel rapporto con un partner oppure no. Esiste un seno cosmico, che possiamo vedere nella Via Lattea. Non è un caso che la galassia che ci accoglie, che ci allatta, si chiama via Lattea, che è la culla e la sorgente di tutti i sistemi solari, tra cui il nostro. Comunque, anche quando siamo svezzati e diventiamo adulti e indipendenti, riceviamo nutrimento dalla vita, come se fosse un grande seno che ci allatta, è una continua vita di scambio, dove noi diamo e riceviamo nutrimento.

Mentre il secondo chakra è il centro dell'emotività più viscerale, il Chakra del cuore ha una frequenza differente, una frequenza più alta. Infatti, questo è il centro delle emozioni superiori, cioè dell'amore incondizionato con tutte le sue sfumature, comprese compassione, perdono, gioia. Più noi entriamo nella consapevolezza, più possiamo provare periodi estesi di queste emozioni, che non sono emozioni di pancia, ma sono emozioni di cuore.

Nell'innamoramento, all'inizio, c'è qualcosa che vibra anche a livello spirituale, però se si rimane solo nel piacere di stare con un'altra persona, il pendolo va anche dall'altra parte e, prima o poi, accade una compensazione con una situazione opposta. Avviene così in tutte le emozioni viscerali. Mentre invece, a livello delle emozioni del cuore, non troviamo l'effetto pendolo e non ci sono effetti collaterali. Se proviamo emozioni che giudichiamo positive (positivo/negativo = dualità), perché correlate al piacere e poi accadono situazioni spiacevoli, è chiaro che non erano emozioni superiori. L'emozione superiore non entra nell'effetto pendolo della dualità, che è costituito da piacere/dispiacere, buono/cattivo, positivo/negativo.

Tutti noi abbiamo vissuto dei momenti in cui eravamo in emozioni di cuore, o in diverse occasioni della nostra vita o anche soltanto per una volta e per un brevissimo tempo.

Tutte le emozioni possono essere vissute ad ottave diverse, inferiori, superiori, nessuna è sbagliata, tuttavia c'è una differenza frequenziale tra di esse. L'ingenuità è un'emozione di tipo inferiore, basata sul fatto che non siamo presenti, ci affidiamo a tutto senza vedere a chi e cosa ci affidiamo. L'ottava superiore dell'ingenuità è la fiducia, ed è chiaro che c'è una differenza enorme tra le due emozioni.

La parte endocrina che troviamo nel 4° chakra è la ghiandola del timo, che è molto sviluppata, in proporzione alla grandezza del corpo, quando siamo bambini e che si atrofizza quando cresciamo. Il fatto che queste ghiandole superiori si atrofizzino, come anche l'epifisi, cioè la pineale, non è scontato ma è affermazione della cultura di oggi. Infatti, il timo rimaneva assolutamente sviluppato in esseri di altre dimensioni. Questa ghiandola secerne le cellule T, che vanno prima di tutto a rinforzare il sistema immunitario, tanto che sembra che esseri vissuti in altre epoche o in altre dimensioni non si ammalassero mai.

Dunque, il sistema immunitario è totalmente influenzato da quello che viviamo a livello di cuore. Come cambia la conformazione del nostro DNA, che comunque è elastico e quindi rimane contratto se noi rimaniamo identificati in alcune emozioni di frequenza bassa, nello stesso modo noi tendiamo ad appesantire il cuore.

Su questo pianeta, se c'è un problema fisico di emergenza, prima di tutto si interviene a livello fisico. Il nostro corpo fisico ha un range di frequenze vibrazionali che va da quelle più lente, che sono la nostra parte minerale, cioè denti, ossa, a quelle più alte, che sono le parti più morbide e più ricche di acqua, di liquido, come il sangue, la linfa, il liquido cerebro spinale. Ma il range di frequenze del nostro corpo fisico è più lento rispetto alle frequenze dei chakra e alle frequenze dei corpi energetici, che riescono a tornare in allineamento più velocemente, anche nei casi gravi. E' una differenza di velocità che sembra un paradosso. Ci sono moltissime ottave di differenza tra la frequenza del mio corpo eterico e la frequenza della mia pelle. In realtà non c'è una separazione tra le due parti, ma purtroppo oggi non c'è sincronia tra un certo tipo di approccio medico-allopatico ed un approccio olistico. Se ci fosse una collaborazione sarebbe un beneficio per tutti, soprattutto per chi sta male.

La ghiandola del timo supporta e stimola il sistema immunitario, si trova tra il cuore e lo sterno. E' nella parte più anteriore, si trova in mezzo, proprio sul chakra del cuore, non è spostato un po' a sinistra come il cuore fisico. Gli ormoni che vengono secreti dal timo hanno azioni fondamentali, anche se questa è una di quelle ghiandole molto ignorate dalla medicina ufficiale, come anche l'epifisi. Gli ormoni secreti dal timo agiscono sullo sviluppo scheletrico, sullo sviluppo muscolare, sullo sviluppo del cuore fisico, sullo sviluppo dei vasi sanguigni, sullo sviluppo dell'apparato genitale, su tutte le altre ghiandole endocrine. Ricordatevi che c'è una gerarchia che parte dall'epifisi, poi scende all'ipofisi, poi alla tiroide, poi al timo e a tutte le altre ghiandole fino alle gonadi e alle surrenali.

Il timo produce cellule linfatiche, detti linfociti, che vanno a rinforzare il sistema immunitario. Più noi proviamo emozioni superiori più il nostro timo si rafforza e, di conseguenza, si rafforza anche il nostro sistema immunitario e tutto il nostro sistema. Quindi il funzionamento del timo ha a che fare col funzionamento del cuore energetico e della nostra capacità di amare. Questa è la reale guarigione, perché il cuore è il centro del nostro essere, anche quello fisico.

Avere una manifestazione sintomatica, una malattia che porti o meno a lasciare questo corpo fisico o smaterializzare quello che non è mai stato, non vuol dire che non si è compresa la lezione.

Il salto di ottava ognuno lo fa nel suo modo, può essere anche lasciare il corpo perché si fa un salto quantico a livello di cuore.

Il cuore è il centro di connessione tra cielo e terra, tra maschile e femminile, tra destra e sinistra, tra davanti e dietro. E' il suono dell'Universo, e se anche il cuore fisico può non esserci più e può smembrarsi la parte più eterica, c'è comunque un centro di coscienza, che corrisponde col chakra del cuore, che è eterno. Non è mai nato e mai è morto. Io non sto parlando di qualcosa di fisico, ma del nucleo del nostro essere concernente il chakra del cuore, che è immortale. Quello di cui sto parlando vibra con lo spirito, è il centro e ha a che fare col centro del vortice. Come il centro della spirale del Pianeta Terra è il cuore cristallino, c'era prima dello sviluppo di Madre Terra e continuerà ad esserci anche quando Madre Terra non ci sarà più.

Altri organi legati a questo chakra sono i bronchi e i polmoni, collegati con l'elemento aria, con il prana e con il nutrimento che da esso deriva. In caso di asma non si vede la possibilità di ricevere nutrimento. Quando manca l'aria non si ha apertura nei confronti della vita. Le malattie, che hanno a che fare con la respirazione, riguardano il chakra del cuore.

Esercizio n. 21: 4° chakra - Unione tra il Cielo e la Terra

Siediti tranquillo, nella posizione che assumi quando vuoi meditare. Porta l'attenzione al centro del tuo petto e prova a percepire il battito del tuo cuore. Visualizza un'espansione ad ogni battito del tuo cuore, fino ad inglobare tutti gli altri chakra. Visualizza di diventare un grande cuore e di essere il punto di unione tra la Terra e il Cielo. Prova a percepire anche il battito della Terra e del Cielo e sentiti perfettamente sintonizzato ad essi. Visualizza infine un grande Sole davanti a te e lasciati illuminare dai suoi raggi, facendo crescere in te la consapevolezza di essere allineato con il destino della tua Anima.

5° Chakra o Visuddha cioè Purissimo. Si trova a livello della gola, il colore che lo riequilibra è il blu, il suono è la E aperta, l'elemento è l'etere.

Questo è il canale di comunicazione. La comunicazione verbale è la minima parte, esso non è preposto solo a emettere una comunicazione, ma anche a riceverla. Infatti, percepisco questo chakra connesso non solo alla bocca e alle corde vocali, ma anche alle orecchie. E' emissione e ricezione. Questo centro energetico ci connette al purissimo, perché abbiamo la potenzialità di avere un canale assolutamente trasparente. E' la canalizzazione del dialogo, della conversazione, in piccola parte verbale e in massima parte energetica sottile, con gli altri ma soprattutto con noi stessi, con l'Universo, con il Livello Divino, la Creazione. E' il canale di comunicazione che ha a che fare con l'espressione.

Naturalmente la ghiandola endocrina è la tiroide e la parte coinvolta anche a livello fisico sono le vie respiratorie superiori. La trachea, le corde vocali, che sono solo tre, sono uno strumento sacro. Noi esseri umani attraverso il canto abbiamo una potenzialità di espressione incredibile.

Oggigiorno la parola è figlia della coscienza separata, mentre il canto non lo è perché porta con sé l'espressione del respiro divino.

La tiroide secerne gli ormoni tiroidei, fondamentali non solo per il metabolismo, ma anche per il buon funzionamento di altre ghiandole endocrine. La tiroide, che è connessa con l'espressione, riguarda anche la capacità di ascolto.

La musica non è fatta di onde come quelle che ci insegnano a scuola, di forma sinusoidale. Considerare le onde della musica fatte così è un po' come considerare il tempo in modo lineare. La sinusoide è in realtà una spirale spaccata a metà. La sinusoide non esiste, se la sono inventata gli esseri umani, che tra l'altro hanno modificato anche gli studi fatti da grandissimi geni, tipo Maxwell, uno dei più grandi studiosi dell'elettromagnetismo. Egli aveva scoperto che questo era solo un modo per studiare l'energia elettrica, ma che il suono funziona come una spirale. Secondo voi altrimenti come mai abbiamo i padiglioni auricolari fatti a forma di spirale? Come mai l'orecchio interno ha questa chiocciola per elaborare dei suoni? Vi sembra che Madre Natura crei qualcosa a forma di spirale per elaborare qualcosa che invece funziona in un altro modo? Vi dico questo perché le spirali contemporaneamente vanno in direzioni diverse. Quindi quando noi stiamo comunicando in realtà stiamo ascoltando e, viceversa, quando stiamo ascoltando, stiamo comunicando. Per questo motivo abbiamo delle spirali che vanno e tornano contemporaneamente.

Il quinto chakra è predisposto per l'ascolto e la comunicazione a 360 gradi, che è in ultimo la comunicazione con Dio, col Tutto, con cui ci rispecchiamo. Se la tiroide entra in uno squilibrio, si ha ipotiroidismo o ipertiroidismo, oppure sorgono problemi a livello delle paratiroidi, come ad esempio i noduli. Anche se si tratta di formazioni diverse, in quanto in alcune c'è formazione di materia ed in altri c'è una disfunzione, comunque tutte conducono al fatto che c'è un problema di comunicazione e di ascolto contemporaneamente, oltre che di espressione. Possiamo parlare anche di espressione dei talenti, dato che parliamo attraverso i nostri talenti. A questo livello la frequenza è molto alta.

Esercizio n. 22: 5° chakra - Aprire la Porta degli Dei

Questo centro viene anche chiamato la Porta degli Dei. Attraverso la nostra espressione infatti Dio si esprime nel mondo manifesto. Porta dunque la tua attenzione al suono della tua voce e, mentre dialoghi con un'altra persona, prova a seguire le tue parole, per vedere gli effetti sottili e le reazioni sottili che queste provocano nell'altro. Allo stesso tempo però mantieni l'attenzione anche nella tua interiorità per osservare anche i movimenti sottili che avvengono in te quando tu ti esprimi in un modo oppure in un altro.

6° Chakra detto terzo occhio, Ajna: dove si realizza la volontà. Per volontà non intendo la forza di volontà, che spesso crediamo di avere e che magari è invece rappresentata da un insieme di comportamenti meccanici autoindotti che avvengono a livello compulsivo. Possiamo avere volontà quando riusciamo a non essere più nella reazione. Ma questa è una questione di consapevolezza.

Questo chakra si trova alla base del cervello, tra le due sopracciglia, e la ghiandola endocrina è l'ipofisi detta anche ghiandola pituitaria. Esso corrisponde col terzo occhio, quindi con gli organi associati: gli occhi fisici.

Il terzo occhio è molto ricorrente nella mitologia, Polifemo, i giganti, che tuttavia in realtà non avevano occhi, ma avevano una visione multidimensionale. Sembra che siano stati i primi abitanti di questo mondo, prima di cataclismi cosmici molto forti, prima di Lemuria e Atlantide. Simbolicamente sono rappresentati con un occhio, il terzo occhio, perché non avevano nemmeno bisogno di occhi fisici. Quello che noi a volte riusciamo a percepire in stati di profonda consapevolezza, per loro era ordinario, era la loro coscienza normale. Il 3° occhio è aperto verso l'interno ed è diventato il simbolo della consapevolezza, come l'occhio di Horus, che poi è stato sdoppiato in maschile e femminile, nell'occhio di Dio.

Questo chakra riguarda la visione, non solo la visione mistica o la visione dei colori dell'aura, ma anche la visione consapevole. L'organo associato è il cervello, che è la parte fisica, la parte della mente che vibra più lentamente. Il colore che lo riequilibra è l'indaco, il suono la E chiusa. Questo chakra ci mostra come noi vediamo noi stessi ed il mondo, e dipende dalla consapevolezza. La consapevolezza è rapportata a quanto noi riusciamo a riconoscerci. Più noi abbiamo una visione consapevole, più possiamo esercitare la forza di volontà, perché altrimenti non è reale volontà, ma soltanto l'effetto compulsivo di un meccanismo.

Esercizio n. 23: 6° chakra - Respirare attraverso i chakra

Porta l'attenzione al tuo respiro. Rilassati, rimanendo qualche attimo a prendere coscienza del tuo respiro. Immagina una piccola sfera, grande come un'arancia, all'altezza del tuo addome. Ad ogni inspiro questa sfera si espande e diventa sempre più vibrante, più luminosa, si espande fino ad inglobare tutta la larghezza del bacino. Ora, all'inspiro, visualizza la sfera luminosa salire lungo il tuo corpo, verso l'alto, attraversando ogni tuo chakra, fino ad arrivare al centro della testa. Visualizza che la sua luce si irradia in tutta la testa e che viene emanata anche dal 3° occhio, attraverso un raggio luminoso. Rimani qualche attimo a percepire le sensazioni che provi nella testa, poi ricomincia da capo, ripetendo tutto il ciclo. Ripetilo più volte.

7° Chakra o Sahasrara, tradotto dal sanscrito vuol dire il loto dai mille petali. Il fiore della meditazione. Il colore riequilibrante è il violetto ed il suono la I acuta. L'organo è l'epifisi o ghiandola pineale, da pigna, perché ha una forma attorcigliata. Ha a che fare con la connessione, perché la pigna, se la guardate dall'alto, ha la forma di spirale.

L'epifisi è una ghiandola endocrina molto importante. La nostra pineale è la porta per l'Universo.

E' nostra responsabilità risvegliarci. Il primo passo è quello di accorgersi in quale stato siamo attualmente, per poi desiderare di uscirne, per evolvere. Possiamo avvertire a volte dentro di noi la nostalgia dell'Eden, del Paradiso Terrestre, della totale assenza di sofferenza, la nostalgia dell'armonia suprema. In seguito, è importante focalizzarsi sul fatto che la nostalgia è per qualcosa di implicito, che si intuisce e che, quello che si ha davanti, non è poi così reale.

L'altro passaggio è quello di lasciare che il risveglio accada, in quanto non è un atto volontario. La vita dà sempre un riscontro oggettivo. Questa è una dinamica collettiva. Il risveglio non si può imparare e non si può vedere. Esso non dà neanche un preavviso. L'unica cosa che possiamo fare individualmente è continuare a predisporci, attraverso il perseverare nella ricerca costante di noi stessi.

L'epifisi, come anche la ghiandola del timo, non è sempre stata nella stessa condizione di oggi. Dopo che iniziamo a crescere, inizia a calcificarsi. Attraverso l'epifisi passa un liquido correlato con il liquido celebro spinale, che viene chiamato fontana, sorgente, qualcuno l'ha chiamato ambrosia, l'acqua degli dei, la fonte divina, la fonte dell'eterna giovinezza. E' una sostanza che non si trova fuori di noi, ma tende a calcificarsi prima di tutto per il fatto che non viene utilizzata. Se non utilizzo le mie gambe per tutta la vita, diventano due blocchi fermi, si calcificano.

Questa ghiandola sacra (sacra come l'ipofisi, nella sella turcica, sul trono degli dei, sul trono di potere) secerne la melatonina che serve per la rigenerazione cellulare delle cellule sane. Insieme alla melatonina viene secreta anche la DMT detta dimetiltriptamina, che è la stessa molecola delle più potenti sostanze psicotrope.

Queste sostanze, se sono endogene, ci danno i cosiddetti stati di alterazioni di coscienza, fino ad arrivare al sogno lucido. Tutti noi esseri umani abbiamo un'epifisi che secerne la DMT e la melatonina, soprattutto dalle 2 alle 4 di notte. Ecco perché se non c'è un certo ciclo di sonno adeguato ed un certo numero di ore di sonno, soprattutto quando c'è buio, si possono avere problemi (ecco il problema del jet lag, o dei turnisti anche di notte). C'è un tipo di sonno che deve essere precedente ad un altro tipo di sonno. Quando iniziamo ad addormentarci è importante passare dalla fase beta alla fase alfa, e poi dalla fase alfa alla fase theta e infine alla delta. Tra la fase theta e quella delta c'è la massima secrezione di melatonina e DMT. Infatti, la DMT è quella sostanza che provoca il sonno lucido e che si sperimenta, almeno in parte, nel Viaggio Olografico o in altri momenti di meditazione. Avviene quando percepiamo, in maniera molto forte, qualcosa che poi non c'è in altri stati di coscienza.

La nostra coscienza è come uno strumento musicale, si può mettere in vibrazioni diverse e quindi ci fa agganciare ad una colonna musicale piuttosto che un'altra, sono sempre vibrazioni ma dipende su cosa ci sintonizziamo.

Dormire bene la notte e praticare meditazione è importante perché si favorisce la secrezione di queste sostanze. La funzione di produzione di melatonina è collegata al buio, non può infatti essere secreta con la luce solare e artificiale, e nemmeno la DMT, tranne che in meditazione.

Ricordiamoci che il 7° chakra è la connessione tra noi e l'Universo e quindi più noi ci sentiamo connessi, più noi riusciamo a produrre DMT e melatonina di notte, quando dormiamo, e di giorno, quando facciamo meditazione e quando entriamo in una situazione di non separazione.

Anche l'invecchiamento cellulare è collegato a questa secrezione. Abbiamo degli strumenti nel 7° chakra che sono sincronizzati con la consapevolezza.

Nella lettura dell'aura si utilizza molto l'epifisi e si lavora nelle onde theta, altrimenti non si potrebbe entrare in una connessione così profonda con l'altra persona, o comunque non si riuscirebbe a espandere lo stato di coscienza. Durante il Viaggio Olografico e il Trattamento sull'Aura accade la stessa cosa.

Comunque, stare troppo nelle onde beta e troppo nell'assenza di queste secrezioni dell'epifisi porta a un invecchiamento molto precoce e a una degenerazione cellulare. Ciò vuol dire stato di all'erta continuo, secrezione di adrenalina dalle surrenali, con crisi depressive o comunque malattie degenerative anche in giovane età.

Invece conoscendo i nostri strumenti possiamo cambiare vita. Più siamo attaccati alla rabbia o al dolore, meno queste ghiandole possono funzionare, perché si scaricano, quindi diminuisce sempre più la produzione di melatonina e di DMT, anche perché in qualche modo creiamo un disallineamento a livello vibrazionale. Ci sono anche sostanze che inibiscono la secrezione di DMT come il fluoro, che in generale tende a danneggiare il funzionamento del cervello.

Esercizio n. 24: 7° chakra - Stimolare la Ghiandola Pineale

Semplicemente programma la tua sveglia in un orario che sia compreso tra le ore 24.00 e le ore 3.00 e medita, finché ti verrà sonno e ti metterai di nuovo a dormire. Questo orario, in cui c'è buio, è quello più favorevole per stimolare l'attività della ghiandola pineale.

Le linee genetiche

Ogni bambino quando nasce porta con sé tutte le memorie dei suoi genitori, ma anche di tutti i suoi antenati. Tra queste memorie, ci saranno alcuni schemi famigliari di cui il nuovo nato crescendo si prenderà a carico. La scelta di quali schemi l'anima dell'individuo si prenderà a carico è dettata dalla risonanza che l'incrocio di fattori contenuti nella sua esistenza avrà prodotto, che è anche il motivo per cui avrà scelto quella famiglia e non un'altra.

Durante la lettura dell'aura è possibile portare l'attenzione sulle linee genetiche femminile e maschile di una persona, stimolandola così ad elaborare le dinamiche intercorse nel suo rapporto con la madre e con il padre, che oltre a riflettere direttamente la sua stessa natura, sono portatori di alcuni schemi famigliari.

Tali schemi sono stati passati, come un testimone, di generazione in generazione, ma la cosa eccezionale è che ad ogni passaggio qualcosa è successo e il medesimo schema si è evoluto. Ogni generazione ha fatto la sua parte elaborando, con le proprie esperienze di vita, ciò che ha ereditato, fino ad arrivare ad un punto della linea genetica in cui l'erede è un'anima che è pronta a vivere lo schema, ma anche, nel corso della sua vita, a trasmutarlo, una volta preso coscienza che questo rientra nelle sue possibilità.

Il processo che si avvia è, prima di tutto, l'osservazione di quale schema famigliare si sta portando avanti, prendendone consapevolezza e predisponendosi ad integrarlo, a comprendere come può avere influito sulle scelte di vita. E' importante amare ed accogliere quanto emerso, come un grande compito affidatoci dai nostri antenati, con piena fiducia, perché noi lo potessimo svolgere al meglio, per la libertà nostra e di quelli che sono venuti prima di noi. Il passo successivo, che è anche la risoluzione dello schema, avviene attraverso l'esternare la comprensione avuta, con un nuovo modo di agire più fluido che porta verso nuovi orizzonti.

Non sarà necessario sconvolgere la propria vita, può darsi che, una volta compreso lo schema condizionante, resteremo esattamente lì dove eravamo prima, a fare le cose di prima, ma semplicemente guarderemo con occhi rinnovati, e la nostra realtà la potremo ammirare con sguardo più leggero, attraverso qualche lente deformante in meno.

Questa nuova consapevolezza, da parte di chi riceve una lettura, consente inoltre di portare maggiore chiarezza anche su come vengono vissute le proprie energie interiori femminili e maschili, proprio per il legame stretto che queste hanno con le linee genetiche famigliari femminili e maschili.

Considerando che tali energie interiori vengono proiettate all'esterno nelle relazioni con uomini e donne, ma soprattutto sui propri partners, si può capire come questo processo possa essere utile anche per imparare a riportare equilibrio nelle relazioni di coppia e in altre tipologie di relazione. Quest'ultimo sviluppo si può determinare proprio attraverso una migliore conoscenza di sé, quando l'illusoria separazione del nostro mondo interiore, creata dai più svariati schemi recitati ogni giorno nelle relazioni umane, cominciano ad essere integrati e ci si incammina verso la via dell'unificazione.

Ciò che vi dirò sulle linee genetiche è una fusione, integrazione alle altre dimensioni, agli universi paralleli o alle altre vite. La legge di causa ed effetto è fondamentale.

Quando veniamo concepiti c'è un'unione tra due energie diverse, quella maschile del padre e quella femminile della madre. Fisicamente c'è un contatto, un incontro, tra uno spermatozoo ed un ovulo. Si innesca una catalizzazione, un'attrazione di energie riguardanti la famiglia di mio padre e di mia madre. In quello spermatozoo ed in quell'ovulo c'è il DNA, quindi la vibrazione, l'emozione, la storia di tantissimi esseri umani, anche quelli che non abbiamo conosciuto, e tutto quello che vivo cambia completamente tutto ciò che noi chiamiamo passato e futuro. L'effetto si irradia a 360 gradi in quello che noi chiamiamo il passato ed il futuro. Questo vuol dire responsabilità, che non vuol dire che non bisogna sbagliare, noi come esseri umani sbagliamo e sbaglieremo miliardi di volte, anzi più sbagli facciamo e più abbiamo la possibilità di imparare. Ma anche se non impariamo dagli sbagli, comunque viviamo l'effetto delle cause che hanno provocato tutti gli esseri umani che sono connessi con noi.

Accade esattamente come con i geni fisici, magari si vive vent'anni e non accade nulla nell'essenza del rapporto con il padre, il nonno, e poi, ad un certo momento, si attiva un collegamento diretto, perché magari si inizia ad elaborare qualcosa che ci appartiene, che ci riguarda, che ci collega come un canale con quel nonno. Si apre una connessione. E' qualcosa che però riguarda sempre il momento presente, perché tutta questa gente è connessa con noi nel momento presente.

Secondo questa visione il passato e il presente sono universi paralleli, altre vite, perciò questi familiari vivono nei loro mondi simultaneamente alla nostra vita. La buona notizia è che la possibilità di cambiamento è molto dinamica. Più noi viviamo nel presente, più noi possiamo trasformare e modificare con grande dinamismo, con grande velocità, quello che, se riprendiamo la linea del tempo, è successo due o tre secoli fa. Ad esempio, noi siamo qui e, nel mondo parallelo a questo, c'è un nonno. Se sto elaborando qualcosa che riguarda il 3° chakra e l'autostima, e il 2° chakra e l'accettazione dell'energia maschile, c'è un canale di luce che si attiva, come se fosse una porta, un oblò, che mi mette in comunicazione ed è una guarigione per me e per il nonno.

Tra questi mondi paralleli ci sono anche le nostre altre manifestazioni, nei tempi più lontani che non si possono più considerare linee genetiche. Ad esempio, nel Medioevo, 1000 anni fa, diventa un'altra manifestazione animica, una vita precedente che si sovrappone a quella di un antenato, o è la stessa vita di un antenato.

Quando leggo l'aura vedo proprio dei canali di luce tra i centri energetici della persona che sto leggendo, quelli ad esempio del nonno e di quell'uomo del Medioevo. Tutto questo diventa una rete, che gli sciamani hawaiani, i Kahuna, chiamano ragnatela, attraverso cui lo sciamano, come un ragno, si può spostare quando effettua il viaggio sciamanico.

Noi pratichiamo il Viaggio Olografico che, tecnicamente, è un po' diverso rispetto a un viaggio sciamanico, serve per avere una chiarezza, una guarigione di quello schema ciclico che si ripete nelle generazioni e di vita in vita. Per noi quindi non c'è un prima e un dopo, ma vibra una ragnatela cosmica, dove tutto avviene contemporaneamente.

Secondo tale visione, non si arriva quindi in questo mondo prima dei genitori, ma si è contemporanei a loro, mentre si nasce, nascono i genitori, mentre si muore, muoiono i genitori. Siamo qui nel presente, esistono tutti, compresi i genitori in una dimensione parallela, molto probabilmente non esistono nemmeno le dimensioni parallele, esiste solo il presente con tutto quello che ci interessa. E' una contemporaneità che più che scelta diventa una sorta di complicità, di collaborazione.

Solitamente, il nostro corpo fisico, è solo un punto di riferimento, dove poter percepire o sentire queste linee. Quelle sulla destra hanno a che fare con il maschile, quelle a sinistra col femminile, come forme archetipali.

Questi canali, che si vedono partire nell'universo da un chakra della persona che sto leggendo e dietro la persona (che rappresenta anche l'inconscio) si collegano ad altre persone.

Anche per le linee genetiche ci sono i cosiddetti portatori sani. Ad esempio, se nella linea genetica femminile, non è successo niente di forte alla mamma, alla nonna e alle trisnonna, bensì ad un'antenata precedente, comunque loro portano con sé tale schema, finché si attiva in noi. Il collegamento diretto può essere con un'ava molto lontana, tutte le altre si sono fatte tramite. E' un po' come un programmino che si accende, ma si accende perché noi siamo pronti per elaborarlo.

La nostra guarigione è simultanea a quella dei nostri avi. Quello che guarisco qui lo guarisce anche il mio avo, e questo sistema funziona anche per le altre vite, anche se così lontane da non essere più il vissuto degli avi. Alla fine, forse siamo una persona sola.

Noi siamo il fulcro di tutto, siamo creatori, ma siamo anche immagine della creazione, quindi vediamo tutto che accade, se però ci poniamo nella posizione di osservatori.

Finché siamo arrabbiati con i nostri genitori, con i nostri avi, con quelli che vengono dopo, come i figli, o i pronipoti, o col governo o con Dio, è chiaro che abbiamo i canali pieni di queste emozioni e quindi vediamo tutto alterato. Entriamo nella dualità. Ognuno ha il 100% delle proprie responsabilità, ma la mia responsabilità è cercare di prendere distacco dalle emozioni e se non ci riesco posso allenarmi a farlo.

Ricordatevi che avete uno strumento meraviglioso che è il vostro corpo fisico, che vive solo nel presente. Per la mente questo che vi sto spiegando può essere una teoria affascinante, ma la mente non ci crede. Il nostro corpo invece non racconta mai bugie, è sempre nel presente e ci dà riscontro di dove siamo. Il nostro corpo ci parla, è come un albero, è in contatto con tutto l'universo. Un massaggiatore sportivo sa che se abbiamo dei dolori in alcune parti del nostro corpo, e non facciamo qualcosa per sciogliere questi dolori, il corpo crea assuefazione, cioè per permetterci di vivere il meglio possibile crea una situazione che è come un antidolorifico naturale, cioè alza la soglia del dolore e noi iniziamo a non sentire più quella parte del corpo. Finalmente si va a farsi massaggiare e sembra che il dolore aumenti, semplicemente il massaggiatore ci ha rimesso in contatto con quello che era preesistente. Quindi quando rifocalizziamo l'attenzione sul nostro corpo ci accorgiamo che ci stiamo sintonizzando su una musica che già suonava, ma non la sentivamo più. Il lavoro su di sé non serve a rimuovere, ma a sentire di più. Questo anche se si va dallo psicoterapeuta, ci farà parlare di cose che ci faranno stare malissimo. Il trauma è qualcosa in cui abbiamo vissuto un dolore così grande che continuiamo a vivere nel presente, anche se è successo in quelle che noi chiamiamo altre dimensioni. Ma siamo noi che dobbiamo essere consapevoli che questo fa parte di un'acutizzazione di tutto ciò che riguarda gli avi, le linee genetiche, le altre dimensioni, lo schema ciclico, si tratta sempre di spirali di energia in movimento.

Durante le letture, le altre vite le potete vedere come dei video che si aprono, o come sensazioni, magari non vedete un'immagine, ma avete la sensazione, e non preoccupatevi se è fantasia, invenzione, o il film che avete visto tre anni fa, quello che conta è la vibrazione.

Nel 99% dei casi la persona esce dalla seduta di Lettura dell'Aura con una visione più ampia, che prima era identificata nella sua dinamica e quindi confusa. Ha messo quindi un po' d'ordine nel suo mondo interiore.

Il metodo è semplice, ed è chiaro che è necessario essere nel presente e far funzionare la mente in maniera focalizzata, come se fosse un raggio laser.

Esercizio n. 25: Leggere le Linee Genetiche

- Individua un tuo schema ciclico

- Visualizzalo con una forma, un colore, un suono, una consistenza

- Disegnalo

- Ora guarda se questo schema lo percepisci collocato sul tuo corpo. Senti che è presente in qualche parte del tuo corpo? Oppure è presente in qualche tuo gesto, un gesto che tu magari fai meccanicamente, per esprimere qualcosa.

- Poni ora prima le tue mani in questa parte del tuo corpo e attraverso le mani ascolta che cosa ti trasmette, leggi le informazioni che sono contenute qui dove tu hai appoggiato le mani.

- Poi fai delle piccole pressioni con i polpastrelli su questa zona per sentire ancora di più con le tue mani questa parte del tuo corpo

- Ora massaggia questa parte creando una spirale che va in senso antiorario, per togliere carica a questo schema

- Se si tratta di un gesto prova a riprodurlo e poi ad osservarlo e ascoltarlo, fallo più volte.

- Ora sposta questo schema, così nella forma in cui l'hai visualizzato, spostalo dalla tua visuale come se tu spostassi una tenda, e guarda che cosa c'è dietro, da dove arriva?

- Guarda ora alla tua destra e dietro di te andando indietro con lo sguardo interiore per leggere la tua linea genetica maschile e vedi dove ti porta questa direzione, potresti vedere qualche frammento di vissuto di qualche tuo antenato

- Guarda ora alla tua sinistra e dietro di te andando indietro con lo sguardo interiore per leggere la tua linea genetica femminile e vedi dove ti porta questa direzione.

- Risali nelle tue linee genetiche maschile e femminile per ripercorrere il cammino evolutivo, che puoi vedere a forma di spirale, che i tuoi antenati hanno attraversato, evolvendo attraverso questo schema, fino ad arrivare oggi a te.

- Se necessario prendi nota delle informazioni utili per te oggi.

- Ora semplicemente ad occhi chiusi, focalizzati nel tuo cuore e qui trova il punto che ti connette ai tuoi antenati. Da questo punto chiamali qui con te.

Visualizza un cerchio intorno a te e vedi i tuoi antenati arrivare e disporsi intorno a te, sono qui per evolvere insieme a te. La loro forza è sempre con te.

- Ora puoi chiedere loro di aiutarti a compiere il tuo compito in questa vita.

Mostra loro gratitudine e continua ad essere con loro nella gratitudine.

- Rimani in questo stato di unità con tutti i tuoi antenati e respira la forza e la potenza delle tue radici.

- Ora torna alla visione del tuo schema e guarda se è cambiato qualcosa, riproducilo con un disegno nella sua attuale forma, dimensione e colore.

Le Altre Vite o Altre Dimensioni

La danza elegante
"Molecole danzano
Al suono della vita
Ritmato da note celestiali
Che in numeri si esprimono
Nelle coreografie geometriche.
Il Grande Coreografo
Lavora instancabile per loro
Creatore di nuove figure
Sempre più raffinate
Che incarnano l'eleganza."

Abbiamo spesso una concezione limitata del tempo. E' limitata quando gettiamo lo sguardo sulla nostra storia e la vediamo come un susseguirsi lineare di date, come una serie di punti distribuiti su una linea. Secondo tale visione tutto è tremendamente piatto, perché lo svolgersi del tempo si riduce ad un'attesa fino al prossimo evento.

Ma se un giorno si materializza davanti a noi un essere che arriva da un altro pianeta, e ci parla di un tempo che non riconosciamo, oppure se, noi stessi, con la nostra coscienza, ci allontaniamo da questa dimensione istantaneamente, quindi in assenza di tempo, ci catapultiamo in uno spazio che si potrebbe definire "lontano" da qui, allora ci accorgeremmo della non-linearità del tempo.

Potremmo immaginare noi stessi come delle figure geometriche che vagano nel pianeta e che, quando si incontrano e si relazionano tra loro, vedono dell'altro una sola dimensione, una linea, un quadrato, un cerchio, come nel libro "Flatlandia" di Edwin A. Abbot, ma non vedono lo spessore e tutte le altre dimensioni, rimanendo quindi in uno schema orizzontale. Ognuno, in questo sistema, percepisce sé stesso, così come vede l'altro, in una sola dimensione.

Ma tutti noi siamo esseri multidimensionali; il fatto che non vediamo le altre dimensioni, non vuol dire che non esistono; esistono certamente e sono altrettanto reali di quanto lo è tutto ciò che vediamo.

Fa riflettere tutto questo, vero?

Quando incontriamo una persona, cosa vediamo? Una linea? Un quadrato? Un cerchio? Un aspetto o più aspetti di quella persona che ci piacciono oppure no? Ma quante informazioni ancora porta con sé quella persona, un numero infinito!

Ogni anima porta con sé le sue memorie, e con queste porta con sé anche gli schemi ciclici, che si sono formati in altre dimensioni. Non parliamo più di schemi nelle vite passate o vite future, andando oltre al concetto di linearità del tempo, ma parliamo ora di schemi che si sono formati in altre dimensioni, che sono sempre presenti, e che sono rilevabili nella lettura dell'aura.

Gli schemi personali ciclici che originano in altre dimensioni hanno comunque a che fare con lo schema personale di questa dimensione, avviene infatti un incrocio dettato dalla legge della risonanza e dell'attrazione. Questo vuol dire che lo schema da portare avanti, che quella stessa anima vive in altre dimensioni e in questa, è il medesimo o comunque vibra di qualcosa di simile.

Ciò spiega inoltre perché un'anima si incarna in un determinato contesto famigliare, culturale ed ambientale.

Quale utilità trae un individuo nell'osservare così da vicino il suo schema personale? Concentra la sua attenzione, quindi il suo focus, su qualcosa che lo riguarda e di cui spesso non ha chiarezza, ne prende coscienza e si potrebbe accorgere che si tratta di uno schema ciclico. Questo è un primo passo. Comprendere profondamente che cosa accade è un primo passo verso la risoluzione di una dinamica personale che arreca disagio. Infatti, mentre leggiamo l'aura, vediamo nell'immediato dei cambiamenti. Naturalmente la trasformazione non si completa istantaneamente. E' necessario pertanto che il lavoro di comprensione e di presa di coscienza continui nel tempo. L'aura è dinamica, il suo movimento è continuo. Quando una persona focalizza la sua attenzione su alcune tematiche, possiamo vedere, a volte in un tempo lungo, alle volte più rapidamente, un movimento di trasformazione nei suoi corpi sottili.

Non dimentichiamoci che insito ad ogni schema, in attesa di manifestazione, vi è un importante insegnamento per quell'anima, insegnamento che, una volta fiorito andrà ad arricchire la sua conoscenza della vita.

Le altre vite, in questa nostra visione, sono altre dimensioni, sono i diversi files di una grande biblioteca, contenente le informazioni di un unico vissuto con tutte le vicende che lo hanno caratterizzato. Non si tratta quindi di considerare un passato statico e cristallizzato, ma di vedere un'unica linea di forma circolare dove passato e futuro si ricongiungono. Anzi è una struttura spiraliforme che unisce i diversi livelli evolutivi di un essere.

Di vita in vita tornano i ricordi, riflessi in uno sguardo, persi nell'oblio del tempo. Essi si fanno strada, ripercorrendo i cunicoli più reconditi dello spazio.

Le altre dimensioni esistono sempre, sono contemporanee a questa, le possiamo percepire nel battito del nostro cuore, annidiate nella sua vibrazione sonora, le possiamo vedere aprendo le finestre della nostra chiaroveggenza. Ad ogni espiro e ad ogni inspiro stiamo morendo e nascendo in un altro luogo, in un'altra forma. La sensazione di una voce lontana, di un canto antico, di un profumo misterioso, la sensazione di un bisbiglio all'orecchio, la sensazione di una carezza delicata sulla testa, se siamo predisposti, le possiamo sentire vive in ogni nostro gesto. E' un'emozione che assomiglia ai raggi di un sole, che dal tuo centro scalda e illumina la tua esistenza.

Ogni volta che abbiamo accesso alla percezione di un'altra dimensione e la viviamo con la nostra coscienza, moriamo a questa realtà e nasciamo in un'altra. Ma l'effetto di ciò che accade nelle altre dimensioni lo si vive lo stesso, anche quando non se ne ha coscienza. Accade durante il giorno e nelle ore notturne nell'attività onirica. E' una nascita e una morte che avviene quotidianamente.

Per entrare in altre dimensioni, per ricordare le altre vite, occorre essere come i bambini, essere lavagne vuote che non restano ancorate ad una sola e fittizia realtà.

Percependo altre realtà dimensionali potremmo incontrare leggi fisiche differenti rispetto a quelle che noi conosciamo e potremmo non riconoscere i parametri che regolano la vita. Sottili percezioni, ricche di sensazioni, vibrano nel cuore pulsante di coloro che accendono la coscienza di ricordi spazio-temporali, aperti ad accogliere l'avventura cosmica. La nostra mente potrebbe non vedere ciò che non fa parte del suo archivio, oppure potrebbe catalogare ciò che vede come qualcosa di paradossale. Ecco perché è necessario temprare la mente alla flessibilità, alla possibilità di vedere l'invisibile o di plasmare nuove possibilità di forma.

Una Matrice Genetica Cosmica rappresenta la rete di canali attraversata dalla ipercomunicazione tra tutti gli esseri del Cosmo. Esistono porte dimensionali ovunque. Esse ci conducono a visitare altre realtà, cosa che può accadere anche spontaneamente quando cambiamo stato di coscienza. Questo può accadere anche quando non ce ne accorgiamo. Accade durante il giorno, a volte soltanto provando sensazioni che non hanno un nesso con ciò che stiamo vivendo in quel momento, a volte in maniera più manifesta. Accade durante la notte, quando viaggiamo tra le dimensioni con l'attività onirica.

Viaggiatori pellegrini, intrisi di speranza, solcano le nuvole per ricercare loro stessi. Una voce lontana, risonante nei loro cuori li desta per compiere il loro destino. In quel Diario chiamato Destino, le lettere di un impegno preso altrove hanno brillato di luce propria. Un richiamo sonoro, una voce venuta a risvegliarmi, un senso di Casa, ma anche di ferite da ricucire. Un sussulto, come un'eco lontana scorre nei rivoli del tessuto Divino. Non ricordo il senso di tutto questo, ma ho l'immagine chiara di una promessa, di un tenero richiamo a ritrovare la strada verso Dio, a contenere e custodire tutto ciò che non è stato mai perduto.

Già gli antichi avevano intuito come il suono ci connette a forze spirituali collegate alle forze planetarie. Le Scale Pitagoriche, sono note, sono sequenze numeriche che stimolano l'allineamento con i pianeti e con gli accordi con loro presi nella nostra discesa sulla Terra, quando ci siamo incarnati.

Il suono è la chiave per aprire la porta. Esso è la voce di Dio, apre la comunicazione con il sovrasensibile e con le dimensioni non umane. Anche la nostra gola e le nostre corde vocali sono il canale per comunicare con gli altri Mondi della Creazione, ma anche per portare la voce spirituale tra l'Umanità e per interagire con tutti i suoni della Natura.

Quel varco sonoro, passaggio tra una dimensione e l'altra, è spesso rappresentato da un tunnel o da una colonna di energia. Questo ha un senso non soltanto simbolico, ma anche fisico, in quanto un tunnel o una colonna sono forme geometriche risultanti dal perfetto allineamento di curvatura in proporzione aurica di due vortici a spirale. Si tratta del connubio delle frequenze delle dimensioni che si incontrano. La loro sincronia è un incontro d'amore che fa nascere in chi l'attraversa un essere nuovo, non più completamente umano, ma ibrido perché ancora intriso di umanità e, allo stesso tempo, inseminato da deità. Il tunnel o la colonna, come le colonne dei templi antichi, sono dunque già la proiezione in un altro piano di realtà. Avviene un'alchimia profonda quando si danza tra le dimensioni, l'essere individuale è anche cosmico. In ogni dimensione un diverso piano di realtà, un diverso livello di coscienza, un coro di voci coscienziali che intona i canti risonanti con il corpo Divino.

Sei uno Spirito Viandante senza tempo, il tuo attimo è uguale a un miliardo di anni. Il tuo respiro è eterno. La tua attesa non è un'attesa, ma uno stare, fino a morire, fino a nascere. Il tuo stare è il vibrare senza gravità, è il granello di polvere cosmica che si posa sulla pelle di Dio.

Quando tutto ciò che è pesante si sgretola la porta si apre per condurti oltre l'illusione.

Esercizio n. 26: Le Altre Vite

Prenditi qualche minuto per stare con te stesso, provando ad individuare quali sono le tue migliori propensioni, almeno quelle che riesci a vedere chiaramente. Ad esempio, avere una buona manualità, oppure essere molto empatici e comunicativi ecc. Poi, se sono diverse, prendile una alla volta e creati uno spazio meditativo per alcuni giorni per ognuna di esse, in cui meditare su quella caratteristica.

Quando svolgerai la pratica, visualizza la qualità localizzata in una parte del tuo corpo e poi sposta la tua veduta interiore oltre il tuo corpo, visualizzando una sorta di filamento, seguilo con lo sguardo interiore e vedi dove ti porta. A questo punto attendi che si delineino immagini e sensazioni che parlano di te e di qualche vissuto che ti appartiene, proveniente da un'altra vita. Il contenuto di questa percezione ti deve aiutare, ovviamente, a comprendere meglio uno schema che tu vivi attualmente, permettendoti così di iniziare a trasformarlo, manifestando le tue forze innate.

Il Viaggio Olografico

Durante il percorso della Scuola di Lettura dell'Aura, facciamo sperimentare agli allievi il Viaggio Olografico, cui dedichiamo diverse ore di sperimentazione. Questa pratica l'ha ricevuta Roberto da esseri di altre dimensioni.

Esistono delle coscienze che hanno vibrazioni differenti. Più la coscienza ha una vibrazione alta, più il trasporto è quello di aiutare altri con vibrazioni più basse. Poiché queste coscienze non vivono in questo livello materiale, hanno trasformazioni più veloci rispetto alle nostre e si mostrano a noi in base alla nostra risonanza e a quello di cui noi necessitiamo. Questi esseri cambiano forma velocemente, lo facciamo anche noi, ma non ce ne accorgiamo perché lo facciamo molto più lentamente. Gli sciamani dicevano che il Grande Spirito ha infinite forme con cui si mostra a noi, dipende dall'esperienza che dobbiamo fare per riuscire a comprendere che il nostro centro è il cuore. Tutte le miriadi di sfaccettature che possiamo avere ci riportano al nostro cuore per conoscere Dio. Alcuni Maestri dicono che Dio ha mille modi per manifestarsi a noi, quando meno ce lo aspettiamo e nel modo e nella forma che meno ci aspettiamo.

Il Viaggio Olografico è una tecnica che permette di contattare altre dimensioni, altre vite o comunque altri spazi, diversi da quelli ordinari, con la finalità di portare più consapevolezza e più integrità qui nella nostra vita quotidiana. Si tratta di una consapevolezza che deriva da un'esperienza che abbiamo vissuto fisicamente, emotivamente e psichicamente. La pratica avviene muovendosi nello spazio con gli occhi aperti e con un movimento dinamico, a differenza di altri tipi di viaggio in altre dimensioni. Ci si muove in questa realtà, ma anche in altre, quindi in una sovrapposizione di realtà. La tecnica e il campo aurico di Madre Terra aiutano a cambiare il respiro, il battito cardiaco e le onde cerebrali. Anziché esserci una prevalenza di onde Theta, si utilizzano contemporaneamente anche altri tipi di onde come alfa e beta, che sono onde di relazione. L'esperienza diventa così ancora più intensa. Questi sono aspetti che caratterizzano il viaggio olografico e lo contraddistinguono, ad esempio, dal viaggio sciamanico o dal viaggio astrale, dove si rimane invece distesi e si utilizza la parte più psichica.

Il Viaggio Olografico parte dall'interazione con le pareti geomagnetiche terrestri, perché il campo magnetico altera le onde cerebrali. Il cervello è molto sensibile al cambiamento magnetico, ecco perché l'inquinamento elettromagnetico è molto nocivo. Noi di fatto funzioniamo come dei magneti naturali, come delle dinamo.

Lo scopo è quello di far percepire come le altre dimensioni non sono poi così lontane e come possono essere vissute fisicamente, attraverso la percezione con tutti i sensi. Questa integrazione al percorso non riguarda tanto la formazione, ma rappresenta un'utile ed efficace strumento per guarire ferite che influiscono sulla nostra vita e che arrivano da altrove.

Il Viaggio Olografico è un nome che abbiamo coniato noi per definire un'esperienza vissuta spontaneamente da Roberto e poi anche da me quando lui me l'ha trasmessa. In seguito, dopo averne potuto testimoniare l'efficacia in termini di trasformazione risolutiva di limiti dei potenziali e di aspetti da riequilibrare, ci siamo chiesti come poter trasmettere questa possibilità anche ad altre persone.

Per almeno due anni abbiamo continuato a vivere questa esperienza ripetutamente ed è proprio da alcuni Viaggi Olografici che sono fluite in questa dimensione gli archetipi e i principi su cui si basa. Insieme siamo arrivati a sintetizzare una tecnica che utilizza una specifica sequenza di azioni che supportano le coordinate per condurre a vivere un viaggio. Gli strumenti utilizzati li possiamo riconoscere anche sulla Terra, ma appartengono ad una conoscenza cosmica.

Per diversi anni abbiamo proposto la pratica del Viaggio Olografico a gruppi di persone, sempre nell'ambito della Scuola di Lettura dell'Aura. Questa tecnologia ci ha dato ottimi risultati perché spesso ha stimolato la velocizzazione di processi di guarigione energetica, in quanto permette di accedere ad altri piani di comprensione e di elaborazione interiore collegati ai centri energetici di ogni persona. Si tratta di un viaggio attraverso la rete di risonanza di ogni essere, che è sempre attiva anche quando non ne siamo consapevoli. Ovviamente la profondità di ogni esperienza è dettata dalla coscienza di ciascuno e può essere vissuta a diversi livelli di comprensione.

Alcuni Sacri Codici

L'archetipo è un simbolo arcaico, un'immagine comprensibile da qualsiasi cultura, su questo pianeta e altrove. Tali immagini risuonano sia per un aborigeno australiano che per un antico greco, perché vanno oltre i linguaggi moderni tanto diversi.

Gli incroci delle pareti magnetiche sono micro - cuori di Madre Terra e fanno parte della sua aura. La loro forma, la croce, è un archetipo. Gli archetipi sono suoni collegati all'immagine e alla forma della parola ancestrale.

La parola SACRO è così composta:

S serpente della Kundalini, simbolo di energia, emettendo la S si possono dilatare degli armonici.

A è il suono che apre il cuore, è il primo vagito, è l'ultimo suono che accompagna l'espiro mentre si lascia il corpo fisico, è anche il suono emesso durante l'orgasmo.

CRO è la radice della parola croce, che apre la croce, l'incrocio tra le pareti magnetiche, lo stargate.

Quindi la parola SACRO esprime l'energia diretta dal cuore che apre la croce.

Questi sono codici insiti nel nostro linguaggio e li troviamo anche nei testi sacri. Si chiamano immagini di fuoco, che sono le immagini di queste lettere quando riescono a cambiare la forma del nostro DNA. Questi suoni, infatti, quando vengono emessi, modificano la forma del nostro DNA, la quale a sua volta modifica l'aura. Siamo noi che dobbiamo cambiare la forma, il campo energetico dell'aura, affinché lo stargate si apra. Quando impattiamo contro uno stargate senza esserne consapevoli, senza attraversarlo, senza entrare in un altro mondo, è perché abbiamo frequenze diverse e non abbiamo cambiato gli armonici del cuore.

Gli atomi sono campi toroidali formati da vortici che si distinguono perché cambiano frequenza. Cambiando la frequenza si potrà avere l'oro, o il piombo e tutto questo perché cambia la velocità di rotazione del campo toroidale. Le molecole sono tutte forme toroidali agganciate tra loro, si agganciano perché si amano. Ricordate la favola di Alice? Quando osserviamo l'Universo, osserviamo la nostra stessa immagine, così come Alice quando si guarda attraverso lo specchio e vede l'Universo. In qualsiasi cosa che osserviamo vediamo l'Universo, che è uguale a noi, ha la stessa forma. Dietro lo specchio c'è la tana del Bianconiglio, il tunnel da cui si accede ad un altro mondo, dove le frequenze vibratorie fondamentali non sono le stesse.

Che cosa sono gli incroci magnetici?

Perché si formano questi vortici? Anche la nostra aura è fatta di tanti campi di torsione, ma perché quando mettiamo la mano su un incrocio tra pareti magnetiche di Madre Terra la percezione è diversa? Quello che percepiamo ha a che fare con una differenza di potenziale energetico. Immaginate un lago di montagna, una cascata, ed un lago più in basso. Se l'acqua cade giù, la differenza di potenziale si manifesta in una forza potentissima. La differenza che sentiamo quando tocchiamo una parete magnetica è la differenza di potenziale, questo perché c'è una porta che apparentemente separa a livello energetico i due mondi. Queste pareti hanno una densità, uno spessore, ed una larghezza diversi, a seconda dei mondi che collegano. Questi vortici magnetici, in rapporto a come vibriamo noi, possono avere un aspetto attrattivo o repulsivo. Vibrano comunque tutti in maniera diversa, altrimenti ovunque andiamo, attraverseremmo sempre uno stargate.

Oggi diversi ricercatori indipendenti mostrano che le equazioni di Einstein sulla relatività generale, che spiegano il funzionamento della forza gravitazionale, contengono degli errori fondamentali. Al centro dello stargate c'è assenza di gravità. La teoria della gravità generale di Einstein ha una falla. Siamo noi che creiamo la nostra gravità. Quando siamo innamorati creiamo una gravità diversa, cioè cambiamo vibrazione. Al centro di questi vortici, non solo c'è assenza di gravità, ma la gravità è un'espressione energetica di un campo di torsione. Il sole, per esempio, è un campo toroidale che crea la gravità. La gravità, in pratica è l'entità di coscienza sviluppata dal cuore di un campo toroidale. Il maestro Gesù aveva un campo toroidale molto potente, perché aveva una forza di attrazione molto forte sulle persone. Gli atomi si uniscono in molecole perché si creano centri di coscienza di queste forme toroidali. In questi stargate c'è energia maschile e femminile, buchi neri e buchi bianchi. Ricordate: un sistema che crea un campo toroidale crea anche una propria forza di gravità. Si potrebbe quindi avere un'energia infinita. Ogni galassia, ogni atomo è uno stargate, crea un campo gravitazionale, crea energia.

I primi templi, i primi altari, in tutte le religioni, sono stati creati in prossimità di questi incroci magnetici, esattamente sopra questi portali.

La parola MISEBEHA (in antico ebraico = altare) è un codice di sequenze di suoni armonici, adatti ad aprire i varchi dimensionali. Noi utilizziamo i suoni armonici cardiaci nella tecnica del Viaggio Olografico, che ci permettono di passare i portali attraverso la vibrazione del cuore come unica chiave.

MISEBEHA (altare)

M comprensione cosmica, energia femminile, M di Madre, comprende i suoni armonici di tutti i 7 chakra, è il suono archetipale dell'energia Femminile Cosmica

I = Cosmo, è il suono del 7° chakra

S = energia Vril (del centro della galassia o del cuore cristallino della terra), energia della Kundalini, energia cosmica

E = tramite il suono. Lavora con il 5° chakra

BE = creazione del varco tramite il suono

A = amore, 4° chakra

Quindi: "La comprensione cosmica del raggio di energia che ha creato il varco tramite il suono del sentimento d'amore".

Le Origini che hanno ispirato il Viaggio Olografico

C'era un tempo. Anzi, c'è un tempo, così parliamo al presente, visto che questa è un'introduzione teorica al viaggio olografico, ed il viaggio olografico esiste soltanto al presente.

C'è un tempo, un luogo in cui questo pianeta è molto diverso rispetto a questa dimensione che noi viviamo. Una terra vergine, dove la Terra è incontaminata, dove la sfera di questo mondo è molto più grande di quella che conosciamo. Non c'è la Luna e gli altri pianeti di questo sistema stellare, il cui centro non è il Sole.

Ci troviamo prima di un grande cataclisma, a livello cosmico, che investirà tutta questa zona della galassia, in conseguenza del quale il Sole diventerà il centro di questa zona e la Terra diventerà più piccola.

E' un grande pianeta, un pianeta madre, un pianeta vergine, vergine in quanto non ancora toccato da nessuno squilibrio. Le foreste sono incredibilmente vaste, l'aria è incredibilmente pulita, l'acqua è così pura che berla è come assaggiare il cristallo.

C'è un Sole, un grande Sole, non così rosso come lo conosciamo, ma una grande stella, con una luce più blu, che è incredibile quando sorge e quando tramonta.

In questo mondo primordiale, atavico, ancestrale, gli umani e i non umani convivono insieme, in pace. Diventa difficile parlare, con il linguaggio che conosciamo, di umani e non umani. Forse anche gli umani qui presenti vengono da altrove, da altre zone della galassia e quindi, questo pianeta, abitato soltanto da animali, piante ed insetti, ora viene abitato anche da esseri senzienti che vengono da altrove, che convivono pacificamente con tutto ciò che c'è.

Esiste una famiglia galattica in questa zona dell'Universo che ha in sé una conoscenza senza tempo, che incorpora le stesse origini dell'Universo. Questa famiglia diffonde un suono, che si espande in questi estesi e grandissimi deserti, in queste foreste senza luna, lussureggianti, in queste montagne innevate, in questi enormi oceani incontaminati. Un suono si dilata, un suono armonico, profondo, che oscilla insieme a questa grande terra primordiale, atavica. Una stirpe, una famiglia genetica, proveniente dal centro di questa galassia a spirale, porta con sé una conoscenza cosmica.

Nel centro di questa galassia esiste un utero, una grande madre, che partorisce la vita, il centro dell'intelligenza di questa galassia. In ogni nostro respiro, che muove la pancia ed il torace, è insita una pulsazione, che non è soltanto il pulsare del nostro cuore, ma è un pulsare delle nostre cellule, del nostro DNA, una pulsazione che contiene un suono, una vibrazione, una frequenza di vita. In questa oscillazione è contenuto qualcosa che esiste prima del nostro linguaggio, del nostro pensare, qualcosa che esiste prima di tutto ciò che conosciamo.

Magdalena, una linea genetica, un flusso genetico, che dal profondo dell'utero galattico, porta una conoscenza femminile difficile, da descrivere con i nostri linguaggi moderni. Per esempio, la parola inglese usata per indicare il genere femminile, proviene assolutamente dal maschile, un maschile che ci ha reso schiavi per millenni. In inglese Female (Fe-male) è certamente una femmina, ma che dipende dal maschio, dal Male (maschio in inglese). I nostri linguaggi portano velocemente la coscienza a scivolare in uno squilibrio. Ogni volta che parliamo una lingua moderna in qualche modo bestemmiamo, perché viene profanata una consapevolezza che è cosmica. Il nostro linguaggio si basa su una dualità dove il maschile e il femminile non sono armonizzati. Femmina è una parola che dipende dal maschio e così viene coperto il Ma di Magdalena (il Ma è coperto dal Male e dalla Fe-male, cioè la donna che è schiava del Male, l'uomo ma-schio). Questi caratteri sono i caratteri alfanumerici latini, non sono il linguaggio primordiale. Anche se queste parole non sono scritte in aramaico o in sanscrito, i suoni contenuti in queste parole sono primordiali.

Il suono Ma all'inizio non era scritto. Già i primi linguaggi (aramaico, ebraico antico, sanscrito) sono stati scritti perché si era persa la memoria. Accade come facciamo oggi quando facciamo la lista della spesa su un foglio o su un computer, perché abbiamo paura di non ricordare. Quando i figli delle ataviche madri hanno iniziato a perdere la memoria, hanno iniziato a scrivere. Prima veniva utilizzato soltanto il Suono, insieme a tutti i suoi armonici. Questo Suono veniva utilizzato per creare specie viventi, strutture architettoniche armonizzanti, salvaguardare il più possibile il clima dei pianeti e il loro tragitto orbitale e, fino ad un certo punto, cercare di scongiurare anche cataclismi cosmici che mettessero a serio rischio le nuove specie viventi, che iniziavano a diffondersi sulle nuove sfere orbitanti intorno ai luminosi campi astrali.

A questo proposito, riguardo al potere del Suono, vi ricordo che il significato cosmico primordiale di angeli e di arcangeli proviene da angoli e archi di angoli. Se inseriti nei sistemi cristallini oscillanti di arcaiche tecnologie di computo e di navigazione, essi servono proprio per calcolare le coordinate idonee alla navigazione tra le stelle. Il che significa: angeli = angoli, arcangeli = archi di angoli, che servono per il computo delle triangolazioni geometriche, utilizzate per calcolare i gradienti delle curvature delle onde a spirali dei suoni armonici, necessari per ottenere le coordinate cosmiche per permettere il passaggio di astronavi attraverso i tunnel tra le diverse dimensioni parallele del cosmo. E' soltanto in un periodo abbastanza recente, durante l'attuale ciclo di civiltà umana, che per angeli e arcangeli si sono intese quelle proiezioni di luce che molte persone percepiscono di aiuto e di supporto al loro percorso nell'universo. Siamo anche consapevoli del fatto che per molte civiltà che abitano il cosmo, ciò che noi chiamiamo scienza e tecnologia, insieme a ciò che noi chiamiamo spiritualità ed esoterismo, sono assolutamente visti, sentiti e vissuti come una cosa sola, un'unica armonia che integra e connette il tutto.

Per questo il Suono ha un'importanza fondamentale per la vita e per la diffusione e la duplicazione del Dna in tutto l'universo. Esattamente nel vortice energetico che fluisce all'interno della doppia elica del Dna, si ripetono incessantemente, forse per l'eternità, i suoni armonici che contengono Ma, la frequenza della sua oscillazione. Il suono Ma, che è contenuto in Magdalena e che contiene la conoscenza di come si è formato non solo il mondo, ma tutta la galassia. Magdalena, Magda, Mag, MA, Maria, Madonna, la Madonna Nera, la Vergine Nera.

Tutto questo è la parte apparentemente non illuminata dell'utero galattico, della madre che partorisce la vita, partorisce i mondi, i soli, le stelle, di cui anche noi facciamo parte. E' il centro del vortice. Non c'è nulla al centro della galassia, se non il Tutto, il Nulla, un vortice che porta la coscienza altrove, attraverso un tunnel, in altri universi. Perciò in realtà c'è solo un'enorme porta galattica, più grande di tutto il nostro sistema solare. Perciò Ma è Iside, il culto di Iside, che è lo stesso culto della Madonna Nera, della Vergine Nera (vergine non perché è priva di sessualità). No, sessualità = no vita, senza sessualità non esisteresti nemmeno tu che stai leggendo queste parole. Vergine perché è pura, è un suono puro, con cui noi siamo stati creati, attraverso il suono. Ma-gda-le-na proviene da Magdala cioè Amigdala.

Amigdala è la mandorla mistica. Mandorla mistica che è in questo pianeta e nel mondo primordiale fin dalla notte dei tempi. La mandorla mistica è ciò che le religioni hanno tentato di cancellare ed è questa forma archetipale che, non soltanto ricorda la forma dei genitali femminili, ma che ci riporta al significato più puro ed integro del femminile, con le qualità potenziali di un'energia primordiale creante ed accogliente. Tanto invece è stato fatto per cancellare tutto questo.

Magdalena è anche l'amigdala. Nel nostro cervello c'è una zona fondamentale per il collegamento profondo con noi stessi e, naturalmente, con l'Universo. E' una zona dove ci sono due amigdale, due mandorle mistiche, che sono l'eredità di una stirpe di donne che provenivano da altrove, dal cosmo profondo, che ci hanno portato la capacità di connessione ad esseri che non erano umani. O forse lo erano ancora più di noi, visto che, finalmente, qualche coraggioso ricercatore sta ponendo le basi per una nuova visione dell'origine della specie umana.

In questa nuova visione la specie umana non ha avuto origine sul pianeta Terra, ma altrove su altri pianeti. Infatti, secondo questa visione, noi siamo completamente di origine extraterrestre. Da qui la nostra più che riscontrata difficoltà a adattarci pienamente alla vita su questo pianeta, dove, al contrario di molte specie vegetali ed animali, noi risultiamo semplicemente e, forse, soltanto temporaneamente, ospiti.

Le amigdale a forma di mandorla che si trovano nel nostro cervello, sono perciò un'eredità cosmica. Le troviamo localizzate in una struttura anatomica dalla geometria molto importante, essa è chiamata "sella turcica". La forma della sella turcica ricorda il profilo di un trono e per questo motivo è stata chiamata anche il "trono degli dei", anzi per meglio dire, il "trono delle dee". Questa struttura si trova alla base del cervello ed è inserita come parte integrante nel sistema limbico. In effetti noi ci troviamo in un limbo, in una situazione dove la razionalità non ha più un senso, dove dal nulla e dal buio nasce la vita. La sella turcica vista dal davanti assomiglia ad un trono dove si siede la regina della nostra coscienza, soltanto nel momento in cui nella presenza del qui e ora, nella presenza del risveglio siamo connessi con tutto ciò che c'è.

Allora da questa posizione si crea un'incredibile proiezione, a livello di geometrie sacre, nell'infinito, per cui noi proiettiamo intorno a noi l'Universo che percepiamo, grazie proprio alla frequenza oscillatoria di Magdala, il femminile.

Tutto ciò, inevitabilmente, ci porta a considerare il fatto che anatomicamente noi siamo formati tramite una modificazione del nostro Dna (anzi, non del nostro Dna, ma di un Dna che non era soltanto umano, ma cosmico). Abbiamo ricevuto questo dono per potere diventare auto-coscienti, consapevoli di chi siamo veramente e da dove proveniamo. Senza questa parte, che è il cervello limbico, noi saremmo soltanto un insieme di pensieri logici e razionali, privi di emotività.

Magdalena rappresenta la maestria al femminile, la maestra ancestrale. Poi sono state fatte delle operazioni di manipolazione da parte delle chiese e dalle religioni. A Magdalena è stata sottratta prima la funzione di portatrice di conoscenza ancestrale cosmica, poi è stata trasformata addirittura in prostituta. Chiaramente è stata poi salvata in extremis e perdonata da parte di un uomo (ma che strano!), che comunque le ha concesso di diventare al massimo sua seguace! Almeno così recitano i testi ufficiali, i testi dichiarati non eretici.

Iside, Magdalena e tutta la stirpe di donne che portavano in se stesse il potere interiore cosmico, rappresentano la connessione profonda con tutto l'Universo. Magdalena, presenza femminile che ricorda anche una presenza felina, la forma e le movenze feline e silenziose del gatto, è la custode del tunnel. "Tuning" in inglese significa "sintonizzare un suono", oppure "riaccordare una musica", o meglio "ritrovare gli armonici sonori giusti" per le coordinate cosmiche per ritornare a Casa. La radice della parola è la stessa di "tunnel", che è un canale, per passarci attraverso. La nostra mamma, Ma-mma, (in sanscrito Ma è maestra). La nostra Ma biologica ci ha fatto passare attraverso un tunnel, l'utero, per partorirci! Noi veniamo da un altro mondo e, attraverso la nostra Ma-a (Madre ti Amo), andiamo in un altro mondo. Tutti coloro che ritornano da quelle esperienze cosiddette "oltre la morte", in inglese NDE, near death experience, ci parlano di un potente tunnel di luce.

Cosa vedono in questo tunnel? Dipende dalla proiezione di quello in cui credono. Ma il tunnel c'è, è ovunque. Ancora ricorre una spirale di luce? Sembra di sì. Anche le esperienze personali che ho avuto hanno a che fare con i tunnel. Perciò Ma (poi diventata Magdalena) è la custode del tunnel, cioè colei che ci invita a passare attraverso la porta e che ci trasporta attraverso questo tunnel. A questo punto parlare del fatto che questa Magdalena provenisse o meno da altri mondi diventa superfluo.

Ora diventa più chiaro che il Viaggio Olografico non coglie come fonte un'esperienza religiosa o sciamanica, ma proviene da una conoscenza precedente. Una conoscenza che non ha a che fare con questo mondo, ma con un certo tipo di matematica e geometria, condivisa ovunque nell'universo. Tale pratica si dispiega da un femminile che ci apre la porta. Spirito, in inglese Spirit è formato da S (S-pirit), l'energia della Kundalini, che è il serpente e che è anche la forma a vortice del nostro Dna. Questo è il caduceo, il doppio serpente della vita, che è la spirale del vortice o del tunnel, vista dall'alto è l'imboccatura della spirale. S è il suono sibilante del serpente, è l'energia a spirale, è il movimento unico dell'energia che esiste nell'universo, che sorge dal Vuoto, dall'etere per manifestare l'illusione del mondo materiale. S-pi-rit-o, dove Pi proviene da "phi", nel greco antico il Pi greco, che è uguale a 1,618, che è il rapporto chiamato "proporzione aurea". La curvatura del vortice che forma il tunnel tende ad essere in questa proporzione aurea.

Quando il vortice del nostro Dna tende ad avere una curvatura in proporzione aurea, noi stiamo bene, quando ci allontaniamo da questa proporzione, allora stiamo vivendo uno squilibrio fisico, mentale, emotivo o energetico. Ognuno fa esperienza di quale curvatura seguire, quando pratica il Viaggio Olografico. Sarà la coscienza a pilotare, in sintonia con la frequenza vibratoria. Non è chi conduce il viaggio a regolare il tuning (in inglese "tuner" significa sintonizzatore radio). Non è l'operatore che guarisce l'altro essere e gli impone come guarire. E' un viaggio personale. Perciò ci si può avvicinare oppure allontanare da questo pi greco, è una questione personale.

Un esempio meraviglioso di forme in proporzione aurea è ciò che potete vedere nei nostri amici alberi, nelle piante. Non è così nella maggior parte delle strutture architettoniche e nelle case costruite nel ventesimo e ventunesimo secolo, perché, tranne che in qualche rara eccezione, le loro forme non seguono la proporzione aurea. E' per questo motivo che in caso di forte evento sismico o climatico, corrono il rischio di crollare. Oltre ad essere abbastanza fragili, le abitazioni di oggi non offrono un ambiente veramente equilibrato per viverci. Le case sono troppo squadrate, cioè s'ispirano molto alla forma del quadrato. La forma quadrata è maschile. Osservate il mondo intorno a voi: nella natura dove trovate delle forme quadrate, con gli angoli a 90°? Troverete delle curve che si avvicinano più o meno al pi greco.

Una forma archetipale che ci riporta ancora alla proporzione aurea è la croce (non il crocifisso, ma la croce i cui quattro bracci hanno la stessa lunghezza). Se in un albero la proporzione che regola le geometrie tra il tronco, le radici, i rami, le foglie, è aurea, allora l'albero è sano. In questo caso il suo fogliame e la sua ramificazione seguiranno una spirale tendente al rapporto aureo (studiata anche dal matematico Fibonacci).

La conoscenza del suono dello S-pirito ci dà dei riferimenti tecnici molto importanti. Per espanderci e per elevarci, vibriamo già nella S di energia, che però va indirizzata secondo un certo tipo di movimento. Poi questo movimento va ripetuto, con un Rit (S-pi-rit-o), perché la vita è una continua ripetizione di cicli, di Rit, di un ritornello, di un ripetersi, di un rito, di un rituale. Rit è il ripetere l'atto sacro, è il permettere di fare fluire l'energia della S, che è ciclica, in una rotazione a spirale che segue la proporzione aurea.

L'oro prima di diventare un valore, che "fluiva" nelle casse dei banchieri, era semplicemente un metallo che sul pianeta Terra rappresentava uno dei migliori conduttori di energia, cioè uno dei migliori conduttori di S dell'universo. Per questo motivo l'oro è stato chiamato superconduttore. Il fatto che sulla cima delle piramidi c'era una punta d'oro significa che le piramidi non erano utilizzate come tombe, ma servivano a creare dei grandi accordatori e catalizzatori di energia e di suono. I nostri corpi seguono la proporzione aurea. Infatti, anche se apparentemente siamo asimmetrici, come lo sono anche gli alberi, esiste una forte tendenza alla proporzione aurea nelle forme geometriche che ci compongono. Se non fosse così, non saremmo vivi.

Siamo materializzazioni di una spirale che è quella del campo energetico dell'aura. Quando vi chiediamo di trovare due pareti magnetiche e il loro incrocio, vi immergete in un vortice e quel vortice a spirale è creato proprio da quell'incrocio. Noi esseri umani visti dall'alto siamo di fatto un vortice magnetico che incontra altri vortici. Il modo in cui oscilla il vortice umano, girando su se stesso, e il vortice dell'incrocio tra due pareti magnetiche, è soltanto un fatto di frequenze armoniche diverse.

Gli armonici sono anche quelli che ci sono nella voce quando parliamo. Anche il vostro cuore emette dei suoni armonici. Il centro del cuore è in realtà l'unico chakra che abbiamo, perché è il centro del vortice a spirale chiamato Aura (poi di chakra ne vengono classificati altri, che di fatto sono vortici dentro ai vortici, ma il chakra del cuore rimane quello fondamentale). Mettetevi le mani sul cuore, sentite il suo battito, è un suono che si ripete. Ma tra un battito e l'altro il vostro cuore non emette soltanto una nota musicale, ma diffonde anche altri suoni, alcuni di frequenza più alta e alcuni di frequenza più bassa. Questi sono gli armonici cardiaci.

Le Mag, le Magdalene, le donne che provenivano dal centro della galassia, ci hanno portato la conoscenza della chiave per aprire le porte dei tunnel di passaggio tra i mondi. Questa chiave si trova codificata nei suoni armonici cardiaci con cui vibra il nostro cuore. Non poteva essere altrimenti. Certo che questa chiave non poteva trovarsi in qualche anfratto nascosto della nostra mente oppure in qualche nascondiglio ben celato nelle profondità dei sotterranei di qualche cattedrale gotica! E' qui, sempre con noi, nel nostro cuore.

Questi armonici cardiaci determinano anche il nostro stato di salute. Infatti, sulle frequenze di questi armonici si sintonizzano le nostre cellule ed il nostro Dna. Perciò il nostro Dna si può contrarre o espandere a seconda di come batte il nostro cuore. Un cardiologo può dirci che le pulsazioni del nostro cuore sono regolari e che il nostro cuore è sano, perché ascolta solo le note fondamentali del suo battito, ma non ascolta gli armonici. Se per esempio una persona inizia a pensare a qualcosa provando rabbia, gli armonici emessi dal suo cuore non formerebbero più tra loro una proporzione aurea. Se questa persona dovesse rimanere, troppo a lungo e troppo frequentemente, identificata nell'emozione rabbia, entrerebbe in uno stato psico-fisico talmente squilibrato da crearsi inconsciamente una malattia.

Perciò come possiamo sintonizzarci sulla pulsazione di Madre Terra? L'oscillazione del cuore di Madre Terra varia dagli 8 ai 10 cicli al secondo (Hertz è uguale a 1 ciclo al secondo). Lo scienziato e inventore Nikolas Tesla sapeva tutto questo già alla fine dell''800. Era una persona geniale: disegnava dischi volanti e aveva compreso come trasmettere l'energia elettrica in modo gratuito per tutti. Il battito del nostro cuore, emettendo delle sotto frequenze, chiamate armonici, determina quante volte pulsa, girando ciclicamente, il vortice della nostra aura. Madre Terra pulsa oscillando con il proprio cuore interno e cristallino. Per questo motivo anche queste spirali, che si trovano negli incroci tra le pareti magnetiche, pulsano ruotando all'unisono con il cuore di Madre Terra.

Quando noi ci troviamo in prossimità di un incrocio magnetico, ci troviamo di fronte a un portale dimensionale. Soltanto sintonizzando gli armonici cardiaci del nostro cuore con gli armonici pulsanti dell'incrocio magnetico, possiamo trovare la chiave giusta per passare in un altro mondo. L'archetipo della croce è visibile dall'alto, da una posizione dove si possono osservare il vortice del campo energetico della nostra aura che interagisce con il vortice del campo magnetico dell'incrocio tra le due pareti.

Le croci sono simboli esoterici antichissimi, che risalgono a un periodo in cui non esistevano religioni. Sono incroci che hanno a che fare con il fulcro di un allineamento geometrico, che rappresenta esattamente come si mostrano le porte dimensionali viste dall'alto.

Nel centro della galassia è presente una porta dimensionale, in proporzione molto più grande. La medesima porta è presente nel nostro cuore, esattamente nel centro del vortice del chakra del nostro cuore e la stessa porta si trova nel nucleo di ogni atomo. Il centro del vortice a spirale si ripete all'infinito nella natura di ogni cosa che esiste, perché viviamo in un universo che è in realtà un ologramma, un'immagine perfetta che contiene il tutto. Anche il nostro Dna visto da sopra ripete la stessa forma: un incrocio che è il centro di un vortice a spirale.

Il Dna ha una forma cristallina della medesima conformazione di una porta dimensionale, che apre anch'essa un tunnel di ingresso in altri mondi. Le chiese hanno demonizzato per molti anni il simbolo del serpente, proprio perché esso rappresenta la spirale del nostro Dna, e quindi raffigura il tunnel cosmico. Come si possono ancora controllare e limitare tutti coloro che attraversano il tunnel? Una nostra amica ci ha fatto notare che in un'iconografia antica l'arcangelo Michele, anziché colpire con la spada il drago o il serpente (come invece viene dipinto in molti quadri), si fa avvolgere completamente dal serpente, tenendogli la testa in mano. Tutto ciò significa che noi esseri umani possiamo arrivare a gestire questa potente energia cosmica.

Lo stesso caduceo è il simbolo della medicina e della guarigione. In epoca sciamanica i serpenti rappresentavano la possibilità per chi conosceva l'arte, la tecnica ("techne" in greco antico significa arte) di gestire questo flusso di energia. Il Dna possiede questa geometria sacra per questo motivo. Il Dna è una concretizzazione energetica di questo flusso.

L'energia che porta la guarigione è energia cosmica, è espressione intrinseca del livello divino. Il livello di realtà in cui tutto è già compiuto, tutto è già perfetto, immobile, vuoto, nel momento presente, assoluto, per sempre. Questa energia, questa spirale, esiste ed emette un suono. Anche se noi apparentemente non riusciamo a sentire questo suono, esso ha la potenzialità di creare ogni cosa o essere che esiste.

Nel Viaggio Olografico utilizziamo quello che già è presente. Cioè le spirali di questi vortici che formano delle croci. Noi non facciamo altro che sintonizzare la nostra spirale aurica attraverso gli armonici della spirale del nostro cuore.

Come possiamo sintonizzarci? Come possiamo cambiare gli armonici del nostro cuore? Attraverso qualcosa che abbiamo già. Il respiro e le emozioni. Ogni volta che cambiamo modo di respirare, cambiamo anche lo stato emotivo e così modifichiamo gli armonici del cuore.

In questi incroci c'è una porta e questa porta ha bisogno di una chiave per essere aperta. Perciò l'oscillazione della mia aura ha una sua nota fondamentale su cui è modulata. Su questa nota fondamentale s'intrecciano diversi armonici, che cambiano a seconda di come mi sento interiormente, in rapporto al sentimento, all'emozione, al mio respiro.

Che cosa accade quando noi cerchiamo di sintonizzarci? Il vortice sull'incrocio magnetico che contiene la porta dimensionale, oscilla circa 8/9 volte ogni secondo (con una frequenza di 8-9 Hertz). Come faccio a passarci attraverso (in questo caso con la mia coscienza) visto che la frequenza di oscillazione del vortice della mia aura è molto più alta? La chiave per aprire la porta si trova proprio negli armonici del mio cuore. Ogni volta che il mio cuore fa un battito, emette una nota fondamentale. Ma in quella nota fondamentale ci sono armonici più alti e più bassi, cioè con diverse frequenze. L'insieme di quelle sequenze dà il codice che è la chiave, la sequenza di suoni armonici.

Per questo motivo è fondamentale che entriamo nella sensazione di amore per la Madre Terra, per Ma, per il femmineo primigenio, che sta oscillando qui, in questo vortice magnetico. In un sistema olografico (come nelle bambole russe, matrioske) il tutto contiene ogni sua piccola parte. Questo vortice è una proiezione, una parte, una piccola cellula di qualcosa di molto più grande, la nostra Madre, la Terra. Un intero pianeta che pulsa al ritmo dei suoni armonici, in sintonia con il cuore della galassia.

Noi esseri umani, le stelle, gli atomi, questi incroci magnetici, siamo fatti nello stesso modo. Non è difficile da comprendere, basta guardare noi stessi. Non siamo fatti così, come tutto l'Universo.

Durante la pratica del viaggio olografico può svilupparsi un coinvolgimento emotivo troppo forte, sia per quanto riguarda situazioni che possono risultare spiacevoli oppure situazioni da cui non vorremmo più distaccarci. Entrambe queste situazioni, pur essendo opposte, contengono un fatto simile, in quanto in esse c'è ugualmente una mancanza di distacco interiore, a livello emotivo, con quello che si sta vivendo. Se tale coinvolgimento emotivo diventa eccessivo non c'è più una parte di noi integra che rimane ad osservare.

Nel presente contesto, come anche nella pratica della lettura dell'aura, desideriamo invece che si sviluppi anche quella parte. Quindi non basta vivere l'esperienza, ma è importante sviluppare la parte osservatrice. La consapevolezza diventa più grande quando c'è un punto dentro di noi che osserva, in modo da prendere il significato di quella esperienza, in quella dimensione, per portarlo nella vita di tutti i giorni. Accade così una trasformazione interiore che diventa successivamente un cambiamento concreto nel quotidiano e questo è uno degli obiettivi del viaggio olografico.

Noi siamo connessi con le altre nostre proiezioni di esistenza, che qui chiamiamo "le nostre altre manifestazioni animiche che vivono in altri universi paralleli". Così connessi con queste altre parti di noi, che vivono simultaneamente in altre dimensioni cosmiche, ci ritroviamo collegati anche con il resto dell'Universo, il quale continua a muoversi in modo dinamico.

Anche l'Universo è un infinito vortice di energia. Insieme all'universo si muovono i pianeti, il nostro pianeta rispetto al Sole, il nostro sistema stellare o planetario o solare rispetto alla galassia, la galassia rispetto alle altre galassie, ecc.

Alcune persone che intraprendono questa esperienza condividono in seguito di vedere immagini che appartengono ad altri universi paralleli, che si sovrappongono alla realtà di questo mondo. Altre persone sentono suoni o voci, profumi o sensazioni gustative o piuttosto sensazioni tattili e fisiche. Le differenze percettive individuali sono dovute sia alle caratteristiche e predisposizioni genetiche personali, sia allo stato interiore e psico-fisico del momento in cui si vive l'esperienza.

Qui è importante porci una domanda: chi o che cosa ci aspettiamo di trovare nell'universo parallelo in cui entriamo? Sicuramente sempre e inevitabilmente noi stessi. Oppure parti di noi che difficilmente riconosciamo con la nostra coscienza ordinaria. Accade cioè la medesima cosa che viviamo in questo mondo, durante la nostra vita quotidiana. Chi crediamo di vedere intorno a noi? Le persone, le cose e le situazioni che apparentemente ci circondano in ogni giorno della nostra vita, non sono altro che al 100% le proiezioni di noi stessi.

Anche se solitamente non ce ne accorgiamo, creiamo una realtà ingannevole, in cui ripetiamo la nostra immagine all'infinito, continuamente, insieme a tutti gli aspetti fisici, emotivi e mentali che queste proiezioni contengono di noi stessi. Anzi, crediamo illusoriamente che ciò che vediamo e ciò che percepiamo sia l'altra persona, il mondo fuori che si trova intorno a noi, la realtà tangibile e reale. Nulla di più fantasioso, anche se in molti momenti ne siamo così identificati da crederci fermamente. Ecco perché ci possiamo considerare dei creatori ciechi di realtà illusorie.

Nel Viaggio Olografico abbiamo la preziosa possibilità, se sappiamo coglierla, di renderci conto ancora di più di tutto questo: che la realtà è un sogno, sia in questo mondo o universo, sia negli altri mondi o universi paralleli. Per averne una panoramica ancora più ampia, più illuminante, per poter disporre di una finestra da cui osservare la nostra condizione e il nostro stato di coscienza, consapevoli di ciò che si è appena detto, durante il Viaggio Olografico incontriamo le nostre manifestazioni animiche che vivono nei mondi paralleli, cioè che vivono nelle altre vite parallele che sono presenti simultaneamente nel qui e ora.

Ciò che viviamo ora in questa vita influenza direttamente tutto ciò che viviamo nelle altre vite parallele. Ciò che viviamo nelle altre vite parallele influenza direttamente tutto quello che viviamo qui, in questa vita. Con le stesse vibrazioni siamo collegati da canali di luce negli stessi centri energetici dei chakra, dove stiamo vivendo uno squilibrio. Per questo motivo abbiamo la possibilità di guarirci simultaneamente, qui in questa vita e contemporaneamente in quelle altre vite parallele che hanno a che fare con noi. Proprio con quelle vite che ci riguardano per quella particolare dinamica emotiva, fisica e psichica che noi stiamo vivendo e che stiamo elaborando.

Ricordiamoci anche che durante il Viaggio Olografico, sebbene l'esperienza si possa focalizzare con un intento ben preciso, non possiamo andare dove vogliamo. Entriamo in quei mondi o in quelle vite, dove la nostra coscienza ha bisogno di fare un'esperienza di un certo tipo. Un'esperienza da cui la nostra coscienza può trarre delle sensazioni importanti, per renderci più consapevoli di chi siamo veramente e di quali potenzialità o talenti disponiamo. Gli armonici cardiaci aprono quella porta piuttosto che quell'altra, per farci attraversare proprio quel tunnel che ci porta a quell'esperienza utile per la nostra consapevolezza, per la nostra guarigione.

Naturalmente, come in ogni altra esperienza, il saper cogliere tutto questo rientra poi nella capacità e responsabilità individuale.

Il Viaggio Olografico non è una pratica da svolgere da soli, è il gruppo intero che dà luogo ad un campo di energia che sostiene e facilita l'esperienza individuale. Inoltre, è necessario che ci sia un operatore formato e con esperienza pluriennale nella conduzione di questa pratica, per essere assistiti e per non cadere in errori che possono dare i loro effetti. Si tratta di conoscenze che non sono umane e che è importante maneggiare con molta cura e solo se si è addestrati a farlo.

Domanda: Il Viaggio Olografico può essere un "esperienza spiacevole"?

Nella vita di tutti i giorni, noi abbiamo una forma di rapporto con la realtà che viviamo, compresa quella dei sogni notturni, basata sul "mi piace" o "non mi piace". Sia nella realtà quotidiana sia nel Viaggio Olografico, viviamo delle esperienze che noi giudichiamo piacevoli o spiacevoli. Tendiamo ad incollarci alle esperienze piacevoli, come se fossero delle calamite che ci tengono attaccati ad esse. Mentre vogliamo sempre evitare le esperienze spiacevoli, oppure, quando ci siamo già dentro, desideriamo fuggire da esse per correre nel luogo più lontano possibile. Questo è quello che avviene durante la nostra vita quotidiana e anche durante il Viaggio Olografico.

Ma se vogliamo cambiare la qualità della nostra vita e anche il mondo che apparentemente rimane intorno a noi, non è rilevante se un'esperienza ci piace o non ci piace. Ciò che invece diventa veramente importante, è prima di tutto accorgerci del momento in cui ci stiamo identificando in qualcosa (un'emozione, una sensazione fisica, un pensiero, ecc.). Dopo che ce ne siamo accorti, è poi fondamentale il fatto di riuscire a non identificarci più con essa. In questo modo possiamo rimanere più distaccati e più rilassati, per cogliere una panoramica molto più ampia di tutto quello che sta accadendo nel nostro vivere quotidiano, così come nelle altre vite parallele, integrandone la consapevolezza con questa nostra vita.

Guarigione e consapevolezza, a un livello più profondo, sono la medesima cosa, sono due parole che indicano la stessa e unica energia. Perciò il Viaggio Olografico è sempre e comunque un viaggio di guarigione. Quanto questa esperienza riusciamo a renderla utile nell'immediatezza, dipende unicamente da noi.

Ripeto, il Viaggio Olografico, normalmente, si effettua in gruppo e con la guida di un operatore con molta esperienza in questa specifica pratica. Sconsigliamo vivamente di praticarlo da soli o guidati da chi si è improvvisato perché gli effetti sicuramente non sarebbero gli stessi.

Il Principio di Guarigione

Il corpo ha una natura spirituale. Se guardiamo il mondo fisico, compreso il corpo umano, nella sua interezza, ne possiamo notare la funzione spirituale.

Nell'antichità, prima che l'umano perdesse la capacità di chiaroveggenza istintiva, lo Spirito non era classificato da pensieri astratti, ma se ne vedevano e se ne potevano descrivere i movimenti entro il fisico e l'eterico. L'anatomia non era quindi considerata come l'assemblaggio di elementi, ma come forme plasmate e governate dalle stesse entità spirituali. Ovviamente diverse erano le comprensioni dei processi e dei fenomeni che attraversavano il corpo fatto di materia.

Qualsiasi devianza della funzionalità di un apparato fisico non poteva essere curata valutando il corpo come un semplice agglomerato di particelle materiche inerti.

Anticamente il medico era anche sacerdote e svolgeva funzioni spirituali di guarigione. Ippocrate, il Padre della medicina, praticava la sua attività presso un luogo dove era presente un altare, una fonte sacra e un boschetto sacro. Egli operava in una struttura adatta ad accogliere le persone sofferenti in una sorta di percorso alchemico, dove avveniva una vera e propria purificazione e trasmutazione interiore. Infatti, la presenza dell'acqua aveva la valenza di dissolvere le impurità, mentre il bosco rappresentava l'interiorità ed è lì che la persona veniva mandata a meditare. Il medico o guaritore, in questo caso, intercedeva con il Divino e con le forze spirituali, per essere tramite della persona malata e per guidarla a riportare il suo essere ad uno stato di salute. Era su altri piani che avveniva tutto il processo. La persona malata doveva attraversare un percorso, rimanendo in questo tempio di guarigione per alcuni giorni. Essa riceveva delle consegne utili alla sua guarigione, nel mondo astrale, mentre era in sogno.

Tutto questo, se lo dovessimo analizzare dettagliatamente, ci mostra come non è possibile completare un fenomeno di guarigione, senza considerare tutti i piani riguardanti la persona malata, partendo proprio da quelli spirituali, per trovare delle risposte. Ci mostra inoltre come oggi la connessione con le sfere spirituali, soprattutto nella cura delle malattie, sia andata persa.

Oggi, assistiamo allo sviluppo di un'avanzata tecnologia esteriore, con la contemporanea dimenticanza della sofisticata e sottile tecnologia interiore. E' il culmine di un'epoca in cui non c'è più Spirito e non si comprende l'origine delle malattie.

Tutti noi siamo nati per essere felici, ne abbiamo quindi diritto di nascita, è uno stato di cui avvertiamo la necessità e la mancanza, quando abbiamo deviato dal nostro vero essere. Infatti, la felicità, tanto desiderata, dovrebbe essere lo stato ordinario, ma se non dovessimo avere più nulla da ricercare, forse non avremmo neanche più la spinta evolutiva.

La ricerca della felicità è sospinta dalla nostalgia verso uno stato puro, insito in ogni essere. Coltivare sentimenti di ricchezza interiore eleva la propria condizione, distillandone l'essenza e allontanandone le particelle non adeguate all'evoluzione. Ogni situazione, anche quella più ostile, può essere innalzata al suo vero significato, per trarne insegnamento riguardo conoscenza e benessere esistenziale.

Il principio di guarigione è relativo alle diverse sfere: fisica, emotiva, mentale e spirituale. Se però unifichiamo tutte queste sfere, sovrapponendole, possiamo scorgere un'unica direzione che attraversa un riequilibrio, una trasformazione, una liberazione e comunque un passaggio evolutivo.

Parlando di guarigione, di qualsiasi tipo essa sia, intendiamo sempre una guarigione spirituale.

Il Trattamento sull'Aura

Dobbiamo immaginare l'aura come un grande strumento musicale, formato da tante corde che vibrano. Queste corde sono campi di energia, esse suonano e sono attraversate da energia. Le possiamo percepire sottoforma di colore, di luce, come onde oppure come sensazioni tattili sottili sul palmo delle mani. Si tratta di un accordo musicale con la Sorgente.

Intorno a noi c'è un campo di energia formato da linee vibranti. E' un circuito di linee che si chiudono e s'intersecano. Pizzicando determinate corde con l'intenzione, sarà il campo magnetico dell'aura e del centro del cuore a riequilibrarsi.

Il trattamento equivale a liberare tossine energetiche e a ridistribuire l'energia per alleggerire le zone sovraccariche e potenziare invece le zone del Campo Energetico dell'Aura che risultano maggiormente scariche.

Potrebbero esserci anche delle brecce eteriche, che sono delle sfilacciature della trama del tessuto energetico dell'aura, che provocano una fuoriuscita di energia. In questo caso, oltre che intervenire direttamente sull'Aura per rinforzare il tessuto energetico in quella zona, è bene portare l'attenzione su eventuali situazioni che una persona vive e che le provocano perdita di energia, in modo da potenziare l'effetto del trattamento.

Si può lavorare anche solo sulla parte anteriore del corpo della persona che si trova distesa supina su un lettino, perché essa non è altro che un ologramma, quindi quando si dà uno stimolo quest'ultimo si estende anche nelle zone posteriori del corpo. Inoltre, attraverso l'estroflessione dell'Aura, l'operatore si può muovere intorno al lettino.

Il rilassamento della persona che riceve il trattamento, e anche quello dell'operatore, è molto importante perché crea una maggiore predisposizione a lasciarsi andare e ad essere più ricettivi.

Ci sono diverse densità all'interno dell'Aura, una dentro l'altra ed è possibile agire da differenti distanze durante il trattamento, senza alterare in nessun modo la qualità dell'informazione.

La modalità che l'operatore utilizza in questo trattamento è passiva, basata sull'accoglienza, perciò non si fa altro che attendere che la percezione arrivi da sé. Anche nel dare uno stimolo al Campo energetico ci si fa da parte e la partecipazione dell'operatore diventa impersonale.

Un'altra funzione di questo trattamento è quella di favorire il fluire energetico dei chakra, che hanno forma di vortice, per riequilibrare i diversi aspetti ad essi collegati.

Un atteggiamento molto importante da esercitare, per imparare questo trattamento, è il distacco emotivo. Noi non amiamo insegnare mille tecniche di protezione, ma insistiamo affinché si migliori il proprio stato di presenza e si pratichi il distacco, rispettando quindi con consapevolezza la legge di risonanza e rimanendo aperti a ciò che accade. Questo è il motivo per cui l'operatore può apprendere dal suo assistito, un perfetto specchio, il suo stesso stato del momento. Se si tiene conto della legge dello specchio, ammesso che ci si accorga, e per questo ci vuole allenamento, si può meglio gestire la risonanza e non c'è pericolo di attrarre su di sé ciò che può disturbare e che non si conosce. Vi

ricordo che l'energia è solo energia, non è né buona né cattiva.

L'Aura non è statica, è dinamica e quando si osservano i suoi movimenti, da una posizione veramente neutrale, già si sta provocando un processo di auto-guarigione.

Attraverso una percezione visiva del campo aurico, abbiamo individuato sei punti distribuiti nella testa e nel viso, che si sono evidenziati come per volerci mostrare delle aperture verso collegamenti con i circuiti energetici più vicini e più lontani dal corpo fisico. Dopo numerose sperimentazioni con la stimolazione dei punti con un tocco leggero, non necessariamente con il contatto fisico, ed essendoci accorti di particolari effetti, essi sono diventati una sequenza integrata al trattamento sull'Aura.

Un primo effetto è quello di migliorare la percezione sottile di chi riceve il trattamento, che può essere anche un auto-trattamento. Ci sono state persone che dicono di aver avuto delle visioni di vite passate o hanno visto ricordi di altri momenti della loro vita staccarsi da loro, immagini che attendevano di essere liberate. Se la percezione sottile di chi riceve il trattamento si amplifica, egli può partecipare in maniera attiva e diretta a tutto il processo e la trasformazione sarà ancora più rapida.

Quando i sei punti vengono toccati, ed è sufficiente anche solo per pochi minuti e senza nessuna pressione, con un tocco leggero e delicato, la ghiandola pineale riceve uno stimolo che apre dei circuiti energetici che si riflettono in tutto il corpo e nel campo energetico. L'effetto non è quindi solo nella parte alta del corpo che viene direttamente stimolata, ma si riflette a cascata in tutto il corpo.

I sei punti coincidono con zone che rappresentano delle porte di collegamento con la rete cosmica. Alcune persone, particolarmente sensibili possono avere infatti una connessione con piani spirituali da cui attingono informazioni di carattere personale e a volte anche di interesse collettivo.

Comprendere le Dinamiche Relazionali

Lo Specchio

Noi, famiglia umana, siamo venuti su questo pianeta, che possiamo chiamare "Pianeta Scuola", dotati di un grande dono, il dono delle relazioni umane, grandioso strumento per imparare a conoscerci. Altrimenti saremmo al mondo da soli, e vi assicuro che tutto sarebbe più difficile.

Sicuramente tutti voi avrete avuto delle belle relazioni, relazioni importanti, dove vi siete sentiti bene, dove avete riconosciuto che c'è stato uno scambio che vi ha arricchiti, relazioni dove avete imparato qualcosa che ha migliorato la vostra vita. Anche se abbiamo sempre da imparare da una relazione, la differenza la fa quando ne siamo consapevoli. Oppure tutti voi avrete avuto qualche volta relazioni difficoltose, dove avete sofferto tanto e magari non siete riusciti a capire perché.

Allora possiamo rimanere in un atteggiamento superficiale e dire: come sono fortunato ad avere delle belle relazioni, oppure possiamo dire: come sono sfortunato, la vita mi ha fatto incontrare solo persone che mi hanno ferito, che non mi hanno compreso, che mi hanno danneggiato. Però attenzione, c'è un inganno a rimanere così in superficie perché possiamo rimanere intrappolati in una emozione, ad esempio, e non vedere più realmente che cosa sta accadendo, e questo non permette di andare oltre, soprattutto a quello che per noi, apparentemente, costituisce un problema.

Vi propongo perciò una terza possibilità, nel considerare una relazione, che ci permette di andare oltre e più in profondità, ed è la via dell'osservazione. Fermiamoci dunque ad osservare in ogni momento che cosa ci sta insegnando la persona con cui ci relazioniamo, di qualsiasi relazione si tratti. Quella persona è un riflesso di ciò che stiamo vivendo interiormente.

Il metterci ad osservare ci costringe a prendere distanza dalle situazioni, per poterle meglio vedere, e questo prendere distanza vuol dire anche non rimanere troppo a lungo identificati con delle emozioni e dei pensieri, quindi non rimanere intrappolati da essi.

La legge dello specchio è una legge di natura e funziona sempre.

Gli antichi esseni ci hanno tramandato un insegnamento che chiarisce e approfondisce proprio la legge dello specchio.

A cosa serve guardarsi allo specchio? Per conoscere il proprio aspetto esteriore, ma anche interiore. Uno specchio può essere uno straordinario strumento per guardare e scoprire minuziosamente tutte le sfaccettature che ci caratterizzano.

Solo quando si arriva a conoscere con chiarezza degli aspetti profondi di noi stessi allora, se sarà il nostro destino, potremo guidare e accompagnare altri nostri simili ad uscire dalla foresta. Proprio per questo è importante avere la costanza di perseguire l'intento di divenire robusti interiormente, per imparare i meccanismi e muoversi più velocemente di essi, per imparare ad essere chiari ed uscire dall'annebbiamento e dal sonno, per imparare a focalizzarsi nella vita, per arrivare alla fine a comprendere e a distinguere ciò che è eterno da ciò che è effimero. Così potremo anche comprendere che se fatichiamo e lottiamo per tutta la vita per ciò che è effimero avremo perso tempo, creando sofferenza e infelicità.

Inoltre, è importante imparare a gestire le proprie emozioni. La mente umana non si è sviluppata per renderci felici, ma per tenerci in vita. Sono le emozioni il sale della vita. La mente è una parte di sostegno strumentale, in supporto a qualcosa di molto più ampio, la nostra coscienza, che possiamo trovare in ogni cellula del corpo.

Tutto nella natura, e anche in noi esseri umani, tende all'omeostasi ed è quindi alla ricerca costante dell'equilibrio. Questo fa sì che attiriamo determinati specchi nella nostra vita anziché altri, proprio per avere l'opportunità, se la sappiamo cogliere, di mirare la nostra completezza. Integrare nella vita lo specchio, come strumento di osservazione, permette di riconoscere la frammentarietà dei momenti della vita per farla diventare sempre più completa. L'omeostasi raggiunge la sua acme solo quando viene assimilata nel corpo, quindi quando diventa fisica e concreta. Nel momento in cui ci accorgiamo cosa ci sta rispecchiando una relazione o una situazione avviene un'integrazione, avviene una trasformazione spontanea di ciò che va riequilibrato.

Osservare il riflesso di ogni cosa può innescare dei processi alchemici che consentono di perfezionarsi e raffinarsi sempre di più, attraverso le proprie trasformazioni come esseri viventi e senzienti.

In una relazione saper leggere che cosa ci si sta rispecchiando serve per comprendere la natura di quella relazione, in modo da poter prendere decisioni, restando nell'azione anziché sfociare nella reazione.

Ecco di seguito alcune tematiche sugli aspetti che ci si può rispecchiare nelle relazioni umane e non umane. Sono tutte sfumature di un unico specchio che consentono di attraversare un percorso esplorativo all'interno di sé stessi e del proprio mondo di relazioni.

Non citerò di volta in volta i Sette Specchi Esseni per non creare identificazioni e per non stimolare associazioni di idee, ma è comunque a tale sistema che mi sto riferendo. Infatti, l'insieme dei Sette Specchi Esseni viene attraversato durante il percorso della Scuola di Lettura dell'Aura, come indagine per rilevare quali sono le proprie attitudini nelle relazioni. In tale indagine si devono utilizzare gli occhi limpidi di una pura osservazione, per trarne un reale insegnamento e la possibilità di favorire flussi relazionali più equilibrati, nel rispetto ovviamente della propria direzione di destino.

Soprattutto però, ognuno di questi specchi, rappresenta la chiave per una porta di accesso ad un livello più profondo di comprensione del significato spirituale di tutto ciò che si vive. Non parlo quindi delle dinamiche relazionali in senso psicologico, ma energetico e spirituale.

Ogni evento che accade prevede un movimento ed uno spostamento di energia che non si può ignorare, ma che non va neppure considerato come fine a sé stesso, in quanto diretto sempre dai movimenti dell'anima, che a loro volta riconducono allo spirito. Una volta che ognuno di questi specchi verranno ripuliti, scompariranno per lasciarsi inondare dall'unico specchio, il riflesso con l'eterno divino e l'omnicomprensiva passione di vivere nella gioia del cuore.

Tutto questo conclusivo cammino che attraversa i Sette Specchi Esseni completa il percorso della Scuola di Lettura dell'Aura, dando una svolta decisiva al modo di considerare ogni cosa.

Quello che abbiamo intuito, nel considerare tale sistema, è la corrispondenza di ogni specchio con ciò che caratterizza ogni chakra. Abbiamo posto vicine allora queste due scale, per riportarle nell'ambito della seduta di lettura dell'aura ed arricchire il quadro che emerge ad ogni lettura.

Possiamo dire che i Sette Specchi Esseni sono sia lo strumento attraverso cui guardiamo le sfere che colorano la nostra vita, sia il percorso che attraversiamo di ottava in ottava. E' un percorso interminabile e composto da cicli evolutivi.

All'inizio di ognuno dei seguenti paragrafi ho scritto una breve frase e suggerisco di fermarsi a meditare su ognuna di esse, ripetendola come un mantra, prima di leggere il paragrafo che segue. Questo aiuterà a sperimentare la vibrazione di ognuna delle sette porte e a non rimanere solo nel nozionismo.

1 - Riflettiamo il modo in cui vibriamo

nel momento presente

"Ti guardo e mi vedo

Tu sei me ed io sono te

Siamo la stessa cosa"

Come stiamo in ogni momento ha un'influenza su tutto ciò che viviamo all'esterno. Del resto, osservare ciò che ci circonda e che attiriamo nella nostra vita, ci può riportare allo stato, quello più superficiale, con cui vibriamo. Crea presenza il fatto di riconoscersi in una condizione che sta vivendo la persona con cui ci relazioniamo. Inoltre, ciò consente di comprendere meglio l'altra persona e la relazione con essa, di comprendere meglio noi stessi fino ad arrivare a vedere ciò che alberga dietro quella condizione.

Il metro di osservazione cui mi riferisco non è costituito dall'analisi, ma dall'osservazione neutrale scevra da proiezioni.

Questo primo modo di rispecchiarsi che ho citato riguarda, in un primo momento, la materialità e ciò che è immediatamente visibile. Esso concerne la scorza dura, da penetrare per avvicinarsi sempre di più alla morbidezza e al succo interno alla vita spirituale.

E' il primo gradino da attraversare per rivolgersi all'interno e inoltrarsi nei riflessi più reconditi di noi stessi. Rappresenta la prima impressione che di noi si riflette nell'altro, per mostrarci una possibilità, un percorso iniziatico che avvalora lo strumento relazionale.

In seno alle relazioni vi è un'interazione energetica che parla da sé e che rappresenta un intreccio di dinamiche risonanti nelle dimensioni dello Spirito. Percorrendo le relazioni con cui veniamo in contatto, con gli occhi aperti di chi osserva per conoscersi, ci è concesso di assaporare la realtà per quello che è, ma nella comprensione del suo significato intrinseco.

Se ci poniamo quindi nella posizione di dare un senso immediato a ciò che ci accade, ad esempio l'automobile che non parte o qualcuno che si avvicina a noi con arroganza, davanti ai nostri occhi sboccia una comprensione. Essa, non solo può sbloccare una situazione, anche se questo non è una regola, ma ci consente di cambiare direzione, imboccando una strada più favorevole alla nostra vita, almeno su un piano spirituale, tenendo presente che la direzione favorevole sul piano spirituale non sempre corrisponde a quello che noi vorremmo.

Questo tipo di osservazione ci connette direttamente ed esattamente a come vibriamo noi in quell'istante ed in maniera immediatamente visibile. Non sarà strano allora se, un giorno, sarò molto arrabbiata e situazioni conflittuali si affacceranno al mio vissuto.

Non sempre riconosciamo chiaramente ciò che stiamo vivendo e, anche riconoscendolo, a volte è difficile accettarlo. Questo tipo di osservazione prevede infatti un atteggiamento oggettivo, senza i filtri oscuranti che hanno ammortizzato i nostri vissuti più pungenti.

2 - Giudizio

"Il Perfetto alberga nell'animo umano

per permettere di toccare il Cielo"

A volte ci si rispecchia con qualcosa che è opposto a ciò che stiamo vivendo, almeno apparentemente. Se gli opposti non vengono considerati come due polarità che si completano, ma come due frazioni di un unico che è separato, tra di essi vi è un confronto. In seno a tale confronto nasce un giudizio verso una delle due frazioni in quanto non vi è una visione d'insieme.

Siamo nel mondo della dualità e delle opinioni, dove avviene un movimento orizzontale che dà luogo ad un circolo vizioso. In questo caso c'è identificazione con un frammento soltanto della realtà ed è difficile lasciare spazio alle intuizioni. C'è separazione tra me e gli altri con cui c'è un continuo confronto, un confronto inconsapevole considerando che siamo la stessa cosa.

Se entra nella nostra sfera vitale una persona o una situazione che apparentemente è completamente differente da noi e che in qualche modo ci infastidisce, quale è stato in questo caso il polo magnetico di attrazione? Possiamo aver depositato nel nostro inconscio un giudizio, relativo proprio a quel tipo di caratteristica che tanto ci disturba. La vibrazione di quel tipo di giudizio è uguale a ciò che abbiamo attratto in quanto ha lo stesso potere attrattivo.

Che cosa ci vuole comunicare tutto ciò? In profondità e in un luogo abbastanza remoto abita una parte di noi non ancora riconosciuta e integrata. Ad esempio, se non abbiamo accettato in noi la possibilità di poterci arrabbiare perché ci hanno insegnato che dobbiamo essere sempre brave persone e, quando proviamo un senso di rabbia arriviamo a reprimere quel sentimento, creeremo una risonanza per cui vedremo la vibrazione della rabbia riflessa in altre persone, giudicandola. Si crea un giudice interiore che ci porta all'intolleranza rispetto a ciò che non tolleriamo in noi, ma tutto riflesso in altre persone.

Riconoscere il giudizio non significa che non giudicheremo più, ma potremo utilizzare il fatto di vedere da dove parte in noi quel giudizio, come un ottimo strumento per osservarci e per liberarci dal pregiudizio verso quegli aspetti di noi stessi che abbiamo ritenuto sbagliati e indegni di considerazione. Attuiamo l'accoglienza e la pienezza del nostro essere con tutto quello che umanamente contiene, senza nulla modificare, ma apprezzandone la perfezione. Questa sottile osservazione ci consente di sentirci sempre più integri per migliorare quelle relazioni dove regna l'intolleranza. Se ci abituiamo ad accorgerci di tali dinamiche sarà spontaneo allora, nel momento in cui di nuovo si presenterà la situazione che normalmente non tolleriamo, di essere più presenti nella relazione, di comportarci con maggiore integrità. La reazione di intolleranza si trasforma in un'azione ed il giudizio può veramente divenire una critica costruttiva. Non si tratta più di valutare ciò che ci piace o non ci piace, ma di vedere ogni cosa per quello che è.

3 - Il Valore di sé

"Lo sguardo illumina la richiesta d'amore

ridonando valore"

A volte si fanno incredibili incontri, dove immediatamente si sviluppa un'attrazione magnetica, quindi di grande apprezzamento e trasporto verso qualcuno. E' uno stato che potrebbe assomigliare a un senso di innamoramento. E' l'incontro con qualcuno che ha quel qualcosa di speciale, che non necessariamente è ben definito, ma che vorremmo avere tanto anche noi e non è detto che ci accorgiamo subito di cosa ci attrae. Questo può accadere in qualsiasi tipo di relazione, verso un amico, verso un partner, verso un insegnante o un maestro spirituale.

Viviamo questi tipi di incontri con un senso di completezza, sentiamo che quello che ci sta dando quella relazione è proprio quello che ci serviva per andare avanti. E' come se ci sentissimo carenti di qualcosa e che si è rivelato a noi il modo di provvedervi, dandoci tra l'altro, in un primo momento, un senso di gioia.

Se però cerchiamo completezza vuol dire che ci sentiamo incompleti. Guardiamo allora da dove può originare tutto ciò. Molto spesso, quando siamo bambini, per ricevere amore e farci accettare dai nostri genitori, ci adattiamo a come gli altri ci vorrebbero. Ecco che allora facciamo inconsciamente nostre le credenze su di noi che ci vengono attribuite quando un adulto, col dito puntato, ci dice tu sei questo o tu sei quello e devi fare così per essere bravo. Quello che intimamente accade è una limitazione o la mancanza di espansione di quelle qualità che non ci permettiamo mai di sviluppare ed esprimere perché crediamo che non ci appartengono.

Crescendo, inconsapevolmente, portiamo avanti i nostri limiti, credendo che siano reali, mentre invece sono solo frutto dei condizionamenti che abbiamo ricevuto.

Quando siamo attratti magneticamente da persone che ci riflettono, come uno schermo, quelle qualità che non crediamo di avere o che pensiamo di aver perduto nel corso della vita, accade che, quando ce ne allontaniamo, di nuovo ne sentiamo la mancanza, fino a sviluppare un senso di malessere. Allontanandoci da quella persona o da quella situazione, sentiamo un vuoto, come se qualcosa ci venisse di nuovo portato via.

Utilizzando il prezioso strumento dell'osservazione con distacco, possiamo leggere questo vuoto e questa mancanza che viviamo nei confronti di ciò che è apparentemente esterno, come la via che ci riporta a noi stessi. Ricontatteremo allora quelle qualità che erano state sempre con noi, ma che erano solo state riposte in cantina e che, coperte di polvere, non eravamo più in grado di riconoscerle in noi.

Accorgersi di tutto questo meccanismo può aiutare a riscattare quelle qualità, per ridargli vita, per cominciare ad esprimerle, rinforzando così la propria autostima. Cominciare a rivolgere lo sguardo verso l'interno per gettare luce e valutare il proprio potenziale, senza la forsennata ricerca dell'esterno, permette inoltre di divenire maggiormente autonomi, di rinforzare la volontà e la determinazione nell'agire.

Abbiamo bisogno di sentirci a casa e la casa è là, proprio nel nostro centro, dove possiamo stare bene con noi stessi. Ricordiamoci di essere anime che portano la memoria e la risonanza di ciò che viviamo nelle altre vite. Parlando di anime siamo ancora immersi nella frammentazione, ma ricordiamoci che prima ancora di essere anime siamo spirito e lo spirito non conosce frammentazione.

Nella frammentazione vi è una debolezza spirituale. Apparentemente dire Io mi può far sentire più forte, ma in realtà quando questo Io comincia a farmi sentire separato da tutto il resto c'è una perdita di forza. Quindi tutte le qualità che noi vediamo negli altri sono anche le nostre, anche se noi le esprimiamo con sfumature diverse che ci caratterizzano.

Abbiamo creduto di essere come gli altri ci volevano e ci siamo allontanati dalla nostra natura. Quando eravamo piccoli e c'erano degli adulti che puntavano il dito verso di noi per dire "tu sei quello" e "tu hai fatto questo", abbiamo creduto che lì realmente ci fosse qualcuno e che ci fosse uno Io con tutte quelle caratteristiche che ci hanno detto che avevamo o che non avevamo.

Richiamiamo in continuazione nella vita tutte quelle dinamiche dove non ci sentiamo capaci, ci sentiamo invasi e derubati di qualcosa, in competizione, ci sentiamo piccoli e derubati dalla vita. Ma tutto questo è illusione e, per sciogliere questa illusione, come per rompere un incantesimo, riportiamo a casa tutto ciò che non si è mai separato, nella totalità, laddove tutte le forme sono già contenute. Noi siamo la totalità, siamo spirito.

4 - Sviluppare dipendenza

"L'Amore verso sé stessi riporta Pace nel Cuore"

In riferimento al meccanismo descritto nel paragrafo precedente, quando il rivolgersi tanto verso l'esterno, per colmare i propri vuoti, persiste, diviene come una sostanza di cui si ha assolutamente bisogno per stare bene. Ovviamente non si tratta di un reale stato di benessere, ma di un surrogato frutto di un meccanismo perverso nei confronti di se stessi. Infatti, appena l'oggetto d'attrazione scompare o, per qualche motivo, non è più disponibile per sé, si avverte una grande sofferenza, come se ci avessero sottratto una parte importante di noi stessi. Si sviluppa così un senso di incompletezza e si sente il forte bisogno di coprire quella voragine con un sostituto. La voragine è però un pozzo senza fondo ed è incolmabile, si avrà così ancora e poi ancora l'impulso di ricercare quella sottile sensazione di piacere. Nel frattempo, si sarà creata una dipendenza, scaturita proprio dall'identificazione con ciò con cui ci eravamo identificati all'origine.

Una dipendenza può essere di tutti i tipi, da quelle più leggere a quelle più pesanti, da quelle più evidenti a quelle più sottili e più difficili da individuare. Perfino comportamenti ed attitudini, apparentemente sani, possono diventare delle forme di dipendenza.

Per riassumere, tutte le dipendenze si sviluppano seguendo il medesimo percorso: si parte da un senso di vuoto da colmare con qualcosa di esterno, perché si è offuscati di fronte alle proprie risorse interiori tanto da non riuscire ad individuarle. Si protrae poi tale tendenza, identificandosi a tal punto con quella situazione o con la relazione con quella persona, da stare molto male in sua assenza.

Il meccanismo inconscio, che fa scivolare dalla forte attrazione verso qualcosa di esterno ad una dipendenza, si concretizza nel non diventare consapevoli di ciò che apparentemente manca e che viene proiettato nell'altra persona. Questo significa non riuscire ad integrare nel cuore quella parte di sé che non viene riconosciuta. Quando tutto ciò diventa cronico, si crea la dipendenza nei confronti di una persona, di una situazione, di un'attitudine o di una sostanza. Di quella persona, quella situazione, quella sostanza che prima davano un senso di piacere e conforto, ad un certo punto si inizierà a percepirne l'intolleranza. Nelle intolleranze alimentari ad esempio, non è detto che il rapporto di intolleranza sia direttamente con il cibo, ma potrebbe essere con la sensazione emotiva ed energetica che ci dà quel tipo di cibo.

La dipendenza è in realtà un'illusoria ricerca di una sensazione di nutrimento del nostro cuore, in questo caso denutrito, che ovviamente non può essere soddisfatta in questo modo.

Per trasmutare una dipendenza, parlo ovviamente di una dinamica energetica che non ha nulla a che vedere con tutto ciò che si può fare sul piano psicologico e terapeutico, occorre ripercorrere tutto il percorso, sopra descritto, a ritroso. Il primo passo è riconoscere a che cosa si è diventati dipendenti e quale nutrimento viene a mancare quando non si può provvedere alla propria dipendenza. Poi è importante avere la forza e il coraggio, oltre che la determinazione, di rimanere ad ascoltare le sensazioni che si provano, anche se molto spiacevoli, quando si vive quella mancanza, per arrivare ad ascoltare la voce profonda della propria anima che grida per essere riconosciuta. Si può risalire a quel punto a quelle passioni essenziali che sono state contenute nell'inconscio, dimenticate e sepolte dalla polvere delle impalcature imposte dall'inconsapevolezza. Una volta riconosciute tali note in sé, è possibile sentirle come parti integranti. Esse vengono simbolicamente riportate a casa, anche se in realtà sono sempre rimaste lì ad attenderci. Viene riconquistato il senso di completezza, di pienezza, viene assolto il bisogno di dover ricevere qualcosa dall'esterno, si riacquista quella serena sensazione di stare bene con sé stessi e di poter incontrare il mondo esterno solo per potenziarsi, non per completarsi.

Il cuore ne trae giovamento, ciò che esso emana non è più un protendersi in segno di richiesta, ma una profusione in espansione, una fragranza che si ripercuote sull'intero essere donando brividi di presenza. Ci si nutre del calore spirituale che attraversa un canale finalmente libero da credenze intralcianti e false.

5 - Femminile e Maschile un'unica forza

"Tutto ciò che si vive nella vita terrena è un riflesso della vita celeste"

Cercare l'altra metà è il tentativo di rimarginare una vecchia ferita, in seguito alla perdita di una parte di sé stessi, a causa di un'antica separazione. Tale ferita si può infatti riparare solo attraverso l'amore. E' ciò che viene raccontato nel mito dell'amore o dell'androgino. Aristofane racconta, nel "Simposio" di Platone, che l'essere umano all'origine era di tre tipologie: uomo, donna e androgino. Quest'ultimo, essendo sia maschile che femminile era molto potente e gli dei, per indebolirlo, lo divisero a metà. Quando le due metà si incontrano, non si tratta quindi di sola attrazione sessuale, ma del riconoscimento della propria anima attraverso l'altro, per tornare a sentirsi Uno. Quando ciò accade, anche solo metaforicamente, il femminile e il maschile insieme si potenziano perché tornano ad essere un'unica forza.

Come ci si relaziona all'altro sesso rispecchia come si vivono le qualità femminili e maschili in noi stessi. La nostra interiorità rappresenta uno specchio che riflette il rapporto con le nostre prime figure femminili e maschili di riferimento, nostra madre e nostro padre biologici, che sono stati la prima donna e il primo uomo con cui siamo venuti in contatto in questa incarnazione e che ci hanno dato il primo imprinting di relazione.

Questo specchio interiore rimanda però a un rapporto ancora più grande e che rappresenta come ci relazioniamo con la vita, con l'aspetto della Creazione e rispetto all'essere spirituali. Su quest'ultimo piano di nuovo troviamo una caratteristica femminile e maschile. Siamo, anche in questo caso, i figli che si rivolgono al Dio e alla Dea. Possiamo rivolgerci a questi genitori divini con piani diversi di coscienza: da bambini che chiedono ai genitori di soddisfare i loro bisogni; da adolescenti ribelli; oppure con atteggiamento più adulto di padronanza di sé e di gratitudine verso la vita.

Questi modelli, che avremo sviluppato durante la vita, ed in risonanza anche con le altre vite che ci appartengono, li applicheremo a tutte le nostre relazioni. La crescita e il raggiungimento della maturità nelle relazioni con il maschile e con il femminile non dipendono dall'età anagrafica, ma dall'esperienza che ogni anima riesce ad elevare in ogni passaggio evolutivo personale. Ciò dipende da quanto si riesce ad avere chiarezza delle dinamiche con cui ci si relaziona, per comprendere da dove originano, per liberarsi da ciò che condiziona e per rendere sempre più puro ed autentico il proprio modo di relazionarsi. Si dovrebbe arrivare a vedere le persone con cui ci si relaziona, anziché come una tela su cui proiettare sé stessi, piuttosto come un uomo o una donna con la loro umanità, al di là di ogni ruolo o credenza, al di là di ogni attaccamento.

Nel campo energetico dell'aura si possono rilevare gli aspetti più femminili e gli aspetti più maschili e come essi portano ad avere alcune attitudini in relazione alla vita e al piano spirituale. Inoltre, si può rilevare come vengono messe in scena alcune tendenze nelle relazioni. Averne chiarezza e poterne riconoscere le dinamiche, innesca una trasformazione e consente di poter migliorare la gestione di sé stessi nella relazione con il femminile o con il maschile. Tutto ciò va applicato considerando che la prima relazione è quella con sé stessi e con il poter utilizzare le proprie risorse intrinseche al meglio.

Quando arriviamo a vedere l'altro per quello che è e con la sua umanità, ma soprattutto a vedere le dinamiche in essere con quella persona come il riflesso di ciò che siamo interiormente e che ricerchiamo per scoprire la nostra identità spirituale, la trasformazione nelle nostre relazioni non tarderà ad arrivare. Ma attenzione, non possiamo bruciare nessuna tappa. Tutte queste dinamiche rappresentano quei vincoli che tengono insieme le anime e che se non vengono trasformati creano karma.

Poter rendere felice la persona amata riempie il cuore, ma vederla libera e gioirne, è un amore ancora più grande.

La liberazione, nella trasformazione di un'attitudine conflittuale riguardo al maschile e al femminile, unifica il sé individuale al sé cosmico. Il connubio tra il maschile e il femminile diviene allora un matrimonio sacro, un sollevarsi da molti umani vincoli.

La relazione con i nostri genitori terrestri è lo specchio di come noi viviamo la relazione con il divino, di come noi la sentiamo nella sua manifestazione energeticamente più femminile e nella sua manifestazione energeticamente più maschile. Tutto questo avviene anche al contrario.

La prima forma di comunicazione che come esseri umani abbiamo è con i nostri genitori biologici, che si sono fatti tramite per la nostra incarnazione, così come è la prima e ultima forma di comunicazione suprema con i nostri genitori cosmici, cioè la creazione divina che ci ha creati come anime. La comunicazione è anche con noi stessi, perché dentro di noi vibrano sempre l'energia maschile e l'energia femminile con cui creiamo la nostra realtà quotidiana.

Questo aspetto, rilevabile nella pratica della Lettura dell'Aura e concernente l'espressione di un'anima, è strettamente collegato con il 5° chakra, anche chiamato "La Porta degli Dei". Riuscire ad oltrepassare questa porta significa andare verso l'essere divino che risiede in noi. Rappresenta un ritorno alle origini, un ritorno allo Spirito. L'elemento ad esso correlato è l'etere, esistente in origine ancora prima della formazione degli altri elementi conosciuti. Attraversare questa porta riconduce allo stato puro dei piani spirituali.

6 - La Notte Oscura dell'Anima

"Nel buio la luce si sta preparando a manifestarsi ancora più splendente"

Nell'impermanenza della vita esistono dei cicli in cui le forme nascono, si sviluppano e poi si disgregano. I nuovi germogli di un nuovo ciclo necessitano di un terreno fertile, libero dalle vecchie strutture. Ogni ciclo attraversa dunque una nascita, una crescita, una morte e poi il buio fino al prossimo ciclo. Resistere a tale fluire arreca un attrito traducibile nelle diverse note di quella che chiamiamo sofferenza.

Nel buio tutte le forme scompaiono, ma emergono forze maestre potenti, che ci permettono di illuminare il nuovo mondo, che ci permettono di fare ciò che sembrava impossibile, che ci permettono di librarci in volo, in alto, oltre l'abisso, proprio quando ci sentivamo perduti.

Gli antichi saggi ben conoscevano i sintomi di quel fenomeno da loro stessi denominato "Notte Oscura dell'Anima" e sapevano come affrontarlo e come sostenere chi ne era afflitto. In tali comunità, il singolo che attraversava un passaggio difficoltoso nella sua vita veniva prima di tutto compreso e poi veniva supportato a ricordarsi chi era, veniva accompagnato a non perdersi nel buio di quel momento di smarrimento, veniva assistito mentre incubava le sue forze per poi, alla fine di quel percorso, farle esplodere in una direzione rinnovata.

Nei tempi moderni questa conoscenza, come tante altre, è andata perduta, ed una persona che attraversa una fase di difficoltà di grande portata, oltre a non essere compresa, potrebbe anche, in alcuni casi, essere discriminata. Essa potrebbe inoltre vivere questo crollo in maniera indelebile e in modo tale da rimanere troppo a lungo nel tunnel.

Rimanere, infatti, in equilibrio mentre si è dentro una grande crisi, con la pazienza di viversi questo momento nell'attesa di rivedere di nuovo la luce, prevede una consapevolezza affinata dall'aver costituito nel proprio cammino animico una robustezza spirituale. Questo risultato contempla il fatto di avere sviluppato occhi che metaforicamente sanno vedere anche quando c'è oscurità.

Questi passaggi, che non necessariamente tutti vivono, possono essere identificati come i peggiori momenti della vita. I sintomi che si accusano quando accade sono la sensazione più o meno profonda di sofferenza e di disperazione, di solitudine e di vuoto. E' come se ci si fossimo allontanati da Dio e se la vita intera ci avesse abbandonati. In realtà quei momenti sono il punto in cui se tendiamo la mano possiamo arrivare a sfiorare Dio. Sono i momenti in cui ci avviciniamo ancora di più alla nostra parte più intima e più vera, alla nostra parte spirituale.

Tutti i vecchi punti di riferimento crollano e non sappiamo più a cosa aggrapparci, siamo costretti a rivolgerci all'interno di noi e a fare il punto della situazione. Siamo costretti a mettere insieme le forze scoprendone anche di nascoste e inimmaginabili.

Anche se le persone care vicine ci vogliono aiutare, non riusciamo a farci raggiungere per via dello stato d'animo altamente suscettibile, ed esse non trovano il collante per poterci dare una mano o anche solo una parola di conforto.

In quei momenti c'è una perdita di fiducia sulla propria posizione in questo mondo e una perdita di fede nei confronti della vita.

Tutti i santi e i maestri hanno vissuto tormenti interiori in cui si sono sentiti lontani da Dio, proprio quando stavano raggiungendo la loro massima ispirazione divina, per raggiungere un più elevato stato di consapevolezza.

Essendo nel buio, la visione è oscurata, quindi non si vede il tunnel che ci avvolge, né si può scorgere l'uscita dal tunnel e si è totalmente identificati, non avendo conoscenza di cosa sta accadendo realmente nella nostra vita.

Ovviamente, venendo a mancare la visione interiore non si ha chiarezza della direzione che abbiamo intrapreso o da prendere e si vive in uno stato di sospensione, dove tutto quello che tentiamo sembra non funzionare. Ad un certo punto sembra, apparentemente, che tutto si sia fermato, si avverte una sensazione di morte di ciò che eravamo. In realtà non vi è nulla di fermo, ma si tratta di un movimento molto più profondo e sottile e più potente, nonostante sia impercettibile.

La propria luce interiore non si può spegnere mai, tranne quando noi esseri umani diventiamo automi e perdiamo la nostra natura divina. La luce interiore può però diventare invisibile ai nostri occhi perché ci sentiamo persi.

La Notte Oscura dell'Anima può essere paragonata ad una morte interiore, dove una grande parte, ormai vecchia di noi, muore per lasciare il posto a qualcosa di nuovo, ad una nuova alba. Equivale all'essere spogli di fronte alla vita per diventare autentici.

Per ritrovare la nostra autenticità dobbiamo denudarci da tutti quegli orpelli che ci eravamo messi addosso e che ora appesantiscono il nostro movimento verso lo spirito, che ci vuole più leggeri ed umili. Ed ecco quindi che la Notte Oscura dell'Anima rappresenta la grande occasione per lasciare emergere le nostre maestrie. La maestria, se non è già manifesta, è difficile che si esprima quando siamo comodi, ma si esprime nella difficoltà.

Una volta usciti dal tunnel spicchiamo un volo, spicchiamo un salto quantico ed avviene un'accelerazione ed un'espansione della nostra consapevolezza. E' una evidente situazione di rinascita, è l'Araba Fenice che risorge dalle sue ceneri.

7 - La Perfezione di ogni cosa

"Quando ci saremo spogliati da tutte le impalcature che ci sono servite per costruire la nostra vita, vedremo splendere ogni cosa di sola pura bellezza"

L'integrazione di tutti gli aspetti precedenti viene sublimata in una visione unitaria di tutte le cose, che conduce a considerare tutto ciò che ci può capitare nella vita come un altro passo di danza e di esplorazione dei Corpi di Dio. Tutte le esperienze per cui ci siamo affannati, con cui ci siamo deliziati nella vita e che tuttora rincorriamo, sono lezioni preziose per la nostra anima, sono come i sassolini che lo Spirito ha lanciato per noi per attirare il nostro sguardo verso di Lui.

Nella compassione verso noi stessi e gli altri vi è la comprensione che accoglie, come le braccia di una madre, tutte le nostre paure, i condizionamenti, i giudizi, la mancanza di valore, gli attaccamenti che creiamo quando siamo in cerca di sicurezze. La compassione è quella scintilla che dilata il cuore per comprendere e dare il giusto spazio ad ogni aspetto della vita.

Una manifestazione di estetica bellezza diviene il risultato di un armonico vivere. Essa vivifica l'essere e dona luminosità agli occhi che guardano la forma di ogni situazione nel suo divenire.

La bruttezza che vediamo nel mondo comincia allora a colorarsi di significato spirituale, comincia a modellare delle forme essenziali che emergono dall'apparente involucro. La meraviglia si estende ed assume rotondità quando ci spingiamo oltre i confini di ciò che appare. Il velo distonico che separa l'esperienza di attrito dallo Spirito, quando entriamo nella condizione risvegliata, diviene una morbida seta che con trasparenza evidenzia il senso di quella forma.

Il senso di bellezza è contagioso quando germoglia dall'interiorità, fa nascere quell'impulso, sottile e forte allo stesso tempo, di contribuire ad abbellire il mondo. Questo non è cosa facile perché i meccanismi sono sempre in agguato ed è necessario essere più veloci di loro per non esserne fagocitati senza accorgersene. A questo servono i percorsi iniziatici, proprio per avviarci ad altri livelli di coscienza e di visione nel cammino dello Spirito.

Si tratta di vedere dall'alto la verticalità della vita, incarnata in questa dimensione, per scorgerne il percorso nella sua interezza e nella sua evoluzione sempre in divenire. Quando ciò accade vi è una totalità nel sentire che accompagna oltre il sentire stesso.

La purezza nella visione, quando si raggiunge una condizione risvegliata, diviene la normalità. L'oggettività ha luogo nel momento in cui crollano tutte le proiezioni. Essa non è però scevra dall'essere nell'amore e dal donare calore per raggiungere uno stato di beatitudine concreta.

Lo stato di totalità si presenta per molti in brevi momenti e in maniera sporadica, per poi di nuovo immergersi nella densità.

E' possibile quindi vedere perfezione, bellezza, in tutte le cose, in tutto ciò che accade nella nostra vita e nelle persone che incontriamo e con cui interagiamo. Ciò è realizzabile in quanto ogni cosa che accade ha il suo motivo profondo per accadere. Esiste un piano assoluto e divino al di sopra di tutto, che rende attuabile l'equilibrio e la perfezione in ogni cosa. Tutto ciò che avviene è il riflesso della bellezza divina.

La compassione che brilla, anche in un solo attimo, ma con totale sincerità, fa esplodere nei nostri occhi bellezza dove prima vedevamo solo bruttezza, sofferenza e mancanza di comprensione. E' la diretta conseguenza dell'apertura del cuore, il che significa che apriamo finalmente gli occhi dopo uno stato di lungo e continuo sonno, è l'inizio del nostro risveglio.

Come possiamo potenziare il fatto di vivere in un tale equilibrio, nel senso spirituale, se ancora non abbiamo trasformato tutte le dinamiche che ci assillano nel nostro vivere? Cominciando ad amare la nostra umanità, cominciando ad amare anche le nostre debolezze e fragilità. Un cristallo è fragile, eppure può esprimere molta forza. Inoltre, ciò che è fragile e delicato può essere grande espressione di bellezza. Accettare la nostra condizione umana è un passaggio necessario per elevarci, essa rappresenta la nostra connessione con la Terra.

Quando vediamo negli altri esseri umani ancora una fonte di rifiuto, derisione, giudizio, stiamo ancora lottando contro noi stessi. La nostra vita, in questo caso, è ancora dominata dalle reazioni a qualcosa che non abbiamo accettato. Questo non vuol dire diventare succubi delle situazioni, ma serve per mantenere la lucidità di effettuare le giuste scelte ogni volta. E' importante che impariamo a misurarci amando ciò che ci distingue. Una margherita non è alta come una quercia, ma non per questo è meno bella. Quando avvertiamo scontentezza, è il momento di vivificare l'intenzione di sviluppare nuove mentalità, più amorevoli nei confronti dell'umanità.

Tale ricerca della perfezione ha una connessione immediata con la visione dello Spirito, con la nostra parte spirituale che prende il sopravvento e rappresenta la connessione con il piano divino e cosmico.

Questa è una caratteristica che riguarda il terzo occhio, organo preposto alla visione. Infatti, nella testa vi è il cervello, il sistema nervoso, che rappresenta il corpo come materia. Esso ci collega al pensiero astratto, che ci mantiene in un mondo di illusioni, dove l'essere umano non è sveglio, ma è sognante. Questo è lo stato ordinario di oggi. Esso rappresenta inoltre la possibilità di percepire, attraverso i nostri sensi, il mondo sensibile.

Quando però andremo oltre anche all'utilizzo dei nostri sensi, dirigendoli verso l'interno, quindi cambiando direzione, ci sarà un'implosione in quella parte cristallina del nostro organo cardiaco ed i sensi scompariranno perché non ne necessiteremo più. Si aprirà allora un'altra vista, che ci permetterà di vedere il mondo reale, il sovrasensibile. Si tratta del mondo spirituale e del fatto di sviluppare un cuore pensante.

Il prossimo stadio evolutivo dell'uomo contempla un passaggio dal pensare cerebrale al pensare cardiaco. Tutto questo processo implica il fatto di sacrificare il corpo come materia, per muoverci con il corpo eterico. Un cambiamento che è già in atto, ma ancora molto lento.

Durante una seduta di lettura dell'aura, che normalmente non rivolgiamo a persone già illuminate, possiamo però accompagnare una persona a lanciare uno sguardo su ciò che la vita insegna in ogni momento in modo così impeccabile e perfetto. Le persone possono essere rincuorate, non come una forma di buonismo, ma sempre mostrando, in maniera consapevole, le cose per come sono e trasmettendo un messaggio di perfezione e di meraviglia, mostrando che una condizione più elevata è già presente per tutti noi, dobbiamo solo imparare a coglierla.

Alcuni Casi di Lettura dell'Aura

Ho praticato ormai diverse migliaia di lettura dell'aura, incontrando veramente tante persone, ognuna con la sua storia. Ho riscontrato però che ci sono alcuni schemi che si ripetono, nelle diverse storie, e che le tematiche che le persone portano nelle sedute si assomigliano. Ho scelto pertanto tre casi di lettura dell'aura, riportandone la sintesi, giusto per dare un'idea di come questa pratica possa essere funzionale.

Un primo esempio è il caso di una donna che aveva un problema fisico, era una donna in sovrappeso, molto gonfia, così tanto da dare l'impressione che stesse per esplodere. Ci aveva parlato anche della sua difficoltà a prendere delle decisioni quando si trattava di fare delle scelte.

Appena iniziamo la lettura dell'aura, subito percepiamo attraverso la sensitività lo schema famigliare ereditato. Lo schema era questo: fin da quando lei era bambina suo padre, inconsciamente, la controllava, perché aveva molta paura che lei, crescendo, cambiasse rapidamente. Questo fatto spaventava molto il padre perché, nel relazionarsi con lei, lui si trovava a mettere in discussione se stesso.

Durante la lettura, nella visione tridimensionale, vedevamo un filo di energia sottile che collegava la presenza astrale di suo padre con la parte posteriore del terzo chakra della donna, chakra del potere interiore, del plesso solare. Questo chakra è energeticamente collegato con lo stomaco, con il fegato e con il pancreas. Infatti, la donna poi ci ha condiviso che soffriva da anni di problemi digestivi.

Poi abbiamo percepito una forte congestione nel flusso di energia che passava attraverso il sesto chakra, questo fatto aveva a che fare con la sua difficoltà a focalizzare in modo chiaro la sua visione interiore, soprattutto nei momenti in cui si trovava nella situazione di fare una scelta. Abbiamo rilevato una congestione energetica a livello dell'ipofisi, collegata al sesto chakra. Abbiamo percepito un'altra congestione al chakra della gola, il quinto chakra, a cui era collegata una difficoltà nel flusso energetico nella zona della tiroide.

Infine, nel secondo chakra, che interessava, a livello energetico le ovaie. Infatti, poi abbiamo chiesto alla donna se aveva mai avuto problemi mestruali durante la sua vita e lei ci ha risposto che di squilibri mestruali ne aveva avuti molti, aveva avuto anche dei problemi alla tiroide, che è collegata all'ipofisi da un bio-feedback ormonale che permette alle due ghiandole endocrine di comunicare tra loro in modo continuo. Lei ci ha raccontato che aveva avuto problemi metabolici, infatti si era gonfiata, entrando in una situazione di sovrappeso e di ritenzione di liquidi.

Ma questa serie di eventi non si sono sviluppati accidentalmente, questa persona, inconsciamente, si è creata questa situazione. Lo ha fatto per imparare a diventare libera.

Infatti, come abbiamo visto, durante la lettura era emerso che suo padre, cercando di amarla, secondo le sue possibilità, e incontrando i limiti della propria consapevolezza, l'aveva costretta ad esprimersi soltanto all'interno dei confini da lui prestabiliti, ogniqualvolta si presentava alla bambina l'occasione di fare una scelta. Così facendo lei aveva sviluppato inconsciamente il suo schema personale, che era quello di attirarsi situazioni che ritornavano ciclicamente durante la sua vita, in cui lasciava la responsabilità agli altri di compiere delle scelte, che in realtà avrebbe potuto compiere naturalmente da sola.

Aveva poi ripetuto lo stesso schema nel rapporto di coppia con suo marito, sul quale proiettava inconsciamente l'immagine di suo padre. In ogni momento in cui lei doveva fare una scelta per la sua vita diventava dipendente dal padre, poi dal marito e, in seguito, anche da un insegnante spirituale. Durante la lettura era emerso poi che in un'altra vita lei aveva già vissuto una forma di dipendenza simile con un maestro.

Il suo schema aveva quindi a che fare con la dipendenza. Si era gonfiata perché, non potendosi creare un proprio spazio interiore, il suo corpo tentava di crearlo fuori da sé, intorno a sé. Questa persona viveva anche lo specchio che vedeva riflesso nelle altre persone, come suo marito, questo suo maestro, una parte che lei non riusciva a vedere in se stessa, che era il suo potere interiore, fino a creare una dipendenza. Infatti, lei spesso rimaneva molto affascinata dalla sicurezza con cui queste tre persone, suo padre, suo marito, il maestro spirituale, riuscivano a fare delle scelte. Questo è il terzo specchio esseno e corrisponde, come abbiamo riscontrato in questa e in molte altre letture, al terzo chakra, centro energetico del potere interiore.

Altro caso è quello di una ragazza di 26 anni con un grande estro artistico. E' arrivata da noi dicendo che le piaceva molto esprimersi con il teatro e con il canto, che stava studiando fisioterapia e che si sentiva divisa.

Dalla lettura rileviamo che questa ragazza è molto forte energeticamente, ma subito vediamo una divisione fra i primi chakras e quelli più alti. E' come se avesse deciso di dividersi in due parti a livello dell'ombelico, una parte superiore e una parte inferiore. Infatti, la sua difficoltà sta nel fatto che lei ama tanto la sua capacità di percepire, la sua sensitività, però le dà fastidio la sua parte più terrena.

Studia fisioterapia perché i suoi genitori le hanno imposto di scegliere una scuola che le permette poi di lavorare. Lei dice che le piace percepire gli angeli, le piace cantare, ma non aggiustare le ginocchia, cosa troppo materiale. Infatti, ha dei problemi nei chakra inferiori, con la sua sessualità, nei rapporti con gli uomini, questo perché lei si ama dall'ombelico in su.

Ma noi esseri umani siamo fatti come gli alberi, che non possono rimanere in equilibrio se gli mancano le radici. Con la lettura abbiamo visto che le manca il radicamento, con congestioni nel 1° e nel 2° chakra. Naturalmente tutto ciò non significava che lei doveva rinunciare ad esprimere i propri talenti, ma doveva radicarli. Ognuno di noi ha già intuito che cosa è portato a fare, ma è importante creargli le radici.

Altro caso è quello di una donna in carriera che ci ha portato una problematica sulla sua relazione di coppia. Aveva già superato la crisi più potente, ma si doveva ancora assestare, tra l'altro era passata anche da un aborto in quel periodo di crisi che aveva avuto con suo marito. Durante la lettura quello che si percepiva era, prima di tutto, una forte congestione a livello delle ovaie. Del resto, questa donna aveva passato un periodo molto difficile durante quella gravidanza.

Si percepiva soprattutto la presenza energetica del marito che la controllava, perché c'era stata una fase nel loro rapporto, dove il marito che l'amava molto, aveva avuto paura dei cambiamenti della moglie, aveva paura che se questa donna cambiava troppo velocemente gli avrebbe scombinato la vita.

Specifico che, per rispetto per l'etica e la deontologia professionale, la lettura dell'aura non la facciamo mai a chi non ce la chiede espressamente. Perciò, quando si parla di relazioni, leggiamo la relazione umana registrata nel campo aurico, ma non leggiamo l'altra persona a cui la relazione si riferisce.

La paura del cambiamento è molto diffusa, perché la trasformazione di una persona che ci sta vicino, può fare scaturire in noi il forte timore di mettere sotto sopra la nostra vita e anche di doverci mettere in discussione.

Nella lettura dell'aura sopra descritta, si percepiva forte nel campo aurico la presenza del bambino mai nato. Lei si chiedeva ancora come mai le era accaduta un'esperienza così dolorosa. Il bimbo, anche se era venuto su questa terra per un tempo così breve, in realtà alla madre aveva insegnato molto. Lei stessa ci ha raccontato che percepiva il bambino durante la notte e che dialogava con lui.

Quindi abbiamo focalizzato la lettura per stimolare questa persona a risolvere prima di tutto il suo senso di colpa nei confronti del bimbo mai nato e poi anche per comprendere perché nel suo rapporto di coppia c'era questa sensazione di incomprensione da parte del marito.

Tale incomprensione nasceva da una paura che il marito viveva e che aveva vissuto in passato nei confronti di suo padre. La donna stava dando a se stessa la possibilità di poter guardare il marito con compassione, anche perché lui si stava impegnando profondamente per migliorare la relazione.

Ecco che qui parliamo di linea genetica maschile. Il padre di suo marito aveva avuto la stessa medesima paura nei confronti di suo padre, perché aveva paura che il figlio cambiasse. Perciò era stato molto bloccato da suo padre. Il padre di suo marito aveva vissuto lo stesso tipo di relazione che suo marito viveva con lei.

E' come un'atleta nell'atletica leggera che passa la staffetta al suo compagno di squadra. E' come un servizio che svolge ogni generazione nei confronti di quella successiva. Un servizio che spesso è difficile da comprendere.

Accade di frequente che i figli giudicano i genitori, che a loro volta hanno giudicato i nonni, che hanno giudicato i bisnonni, ecc. Non è facile comprendere quando si vivono situazioni che ci fanno soffrire. In realtà questa staffetta che si passa avviene perché, di generazione in generazione, si hanno degli strumenti sempre più raffinati rispetto ai nostri avi, e in qualche modo noi in questa vita facciamo un servizio non solo per noi stessi, ma anche per chi ci ha preceduto. E' un fatto di connessioni sottili che ci collegano sempre e in eterno con chi è venuto prima di noi e con chi verrà dopo. Inconsciamente è un servizio di amore rispetto a chi ci ha preceduto e a chi verrà dopo, quindi non soltanto per i nostri familiari. Naturalmente questo "gioco di squadra" e questo servizio reciproco le persone lo vivono a livello animico. E' una relazione tra anime. Questo fatto nella lettura dell'aura emerge spesso, sia che la persona porta delle problematiche che riguardano la relazione di coppia, piuttosto che il rapporto con il denaro, la propria salute, ecc. Non è importante da dove si parte, gli schemi cilici comunque ritornano sempre, ma non sono da vedere come qualcosa di negativo, ma come delle grandi occasioni per esprimere noi stessi, per capire perché siamo qui e perché quello che ci accade ci sta emotivamente e psichicamente insegnando qualcosa.

Conclusioni

Dopo aver praticato migliaia di sedute di Lettura dell'Aura, sono ormai diverse le persone che rivedo dopo tanto tempo e che ritrovo trasformate in alcuni aspetti, trattati in fase di Lettura, dove a volte emergono informazioni che, al momento, non sono subito comprensibili, ma che nel tempo si dispiegano, mostrandosi nella loro interezza, comprensiva del loro significato intrinseco e che si estrinseca proprio durante l'esperienza temporale.

Quello che raccomando sempre anche ai miei allievi, infatti, è di non accontentarsi mai di valutare l'esito della seduta alla fine dell'incontro, perché è solo l'inizio di un percorso che darà opportunità di crescita e di riequilibrio soltanto in seguito. Le persone possono essere sorridenti alla fine della seduta perché hanno raccolto informazioni che le hanno stupite oppure possono essere scontente perché non abbiamo dato risposta a tutti i loro quesiti e non abbiamo risolto tutti i loro problemi, ma questo normalmente è relativo. Mi sono disincantata, del resto, di fronte a facili entusiasmi o di fronte a persone che pensavano di rivolgersi ad un lettore dell'aura, che con la bacchetta magica gli mostrasse grandi effetti speciali.

Apprezzo molto invece coloro che, con atteggiamento più realistico, colgono lo stimolo delle numerose informazioni ricevute, anche se non ne vedono l'effetto sottile ed invisibile, visto che non è richiesto di essere chiaroveggenti per ricevere una Lettura dell'Aura. Le persone, in questi casi, sentono vibrare qualcosa dentro di loro, che al momento non sanno chiaramente che cos'è, ma è chiaro che un tasto è stato toccato ed una corda comincia a vibrare. In quell'istante, con la partecipazione della coscienza di chi riceve la seduta, si innesca un movimento, un'onda di energia che continuerà il suo moto, andando a ripristinare gli equilibri nel tempo, portando a galla alcune immagini, imprigionate a lungo nella dimensione inconscia, che, finalmente, con dolcezza si liberano. La comprensione, l'accoglienza e la partecipazione attiva e cosciente delle persone rende fluido tutto il processo di guarigione, anche da schemi che provengono da lontano. La profondità di ciò che accade è visibile agli occhi del chiaroveggente, in quanto egli può vedere e osservare i movimenti che avvengono nel Campo Aurico di una persona, in diretta, mentre sono in divenire.

Le magie ed i miracoli accadono, ne sono fermamente convinta, ma ad ognuno la sua bacchetta magica! È importante conoscere come si muovono alcune forze cosmiche, ogni persona può accedere a tali conoscenze, ognuno con le sue possibilità, ed è perfetto così, altrimenti ci sarebbero solo sconvolgimenti.

Ogni persona è chiamata a risvegliare la propria auto-coscienza, questo fa parte dell'evoluzione dell'umanità. Quindi, se vi recate da un operatore, non mettetevi nelle sue mani, creereste così una dipendenza che non vi aiuta di certo a rendervi liberi. Il compito di un operatore è quello di accompagnarvi e sostenervi con qualche stimolo, ma per aiutarvi a percepire voi stessi e liberare le vostre stesse forze, per divenire autonomi e non automi. Ci possono essere dei travagli durante un percorso oppure delle fatiche da affrontare con perseveranza, non sempre la strada è in discesa, ma questo è necessario per rafforzare la volontà, per essere svegli e partecipi durante le proprie scelte. Del resto, se qualcuno ci volesse manipolare e renderci dipendenti da qualcosa, non deve fare altro che farci credere di soddisfare tutti i nostri bisogni, anche quelli spirituali, senza sforzo, illudendoci di farci stare bene e senza mai soffrire. Ma se anche questo accadesse, lo sarebbe in modo effimero e superficiale e di certo non favorirebbe il nostro Risveglio. L'uomo ha il compito di avere sempre più chiarezza della propria natura, per andare verso la libertà, l'armonia e la bellezza.

Auguro dunque a tutti buon cammino.

Amare tra i Mondi

"Veli trasparenti tra i Mondi,
si innalzano come muri,
oppure si dispiegano come sipari invisibili.
Cercami oltre la porta.
Trovami dentro la luce.
Amami nello scoccare della scintilla,
nel suo scomparire fugace.
Respirami nell'aria del mattino.
Ascoltami nel fruscio delle foglie.
Sfiorami nei morbidi petali.
Immergiti nell'attimo eterno,
tra un Mondo e l'Altro,
per assaporare la mia essenza,
per scorrere lungo il Tessuto Divino."

Il Metodo di Lettura dell'Aura descritto nelle pagine di questo libro è parte

integrante della scuola LE.CO.P.E.A. Scuola di Formazione per Operatori

Olistici - Scuola di Lettura dell'Aura e Trattamento sull'Aura.

Per informazioni e per contattare l'autrice:

www.letturadellaura.it

www.ingramcontent.com/pod-product-compliance
Lightning Source LLC
Chambersburg PA
CBHW061745250726
48657CB00001B/30